EDIÇÕES VIVA LIVROS

Cuidando do corpo, curando a mente

Joan Borysenko é médica e psicóloga clínica, com doutorado na Harvard Medical School. Especialista no campo da medicina integrada há mais de quarenta anos, ela dedicou sua carreira a investigar as conexões entre corpo e mente. No início da década de 1980 fundou a Clínica Mente-Corpo, nos Estados Unidos. Sua experiência clínica e suas pesquisas resultaram no best-seller *Cuidando do corpo, curando a mente*. Autora e coautora de 13 livros e vários programas em áudio e vídeo, Joan Borysenko publicou no Brasil *Paz interior para pessoas muito ocupadas*, *Paz interior para mulheres muito ocupadas*, *A bússola da alma*, entre outros.

JOAN BORYSENKO

CUIDANDO DO
CORPO,
CURANDO A
MENTE

Edição revista e atualizada

Tradução de
DR. JAIRO MANCILHA E DRA. HELOISA GARMAN

1ª edição

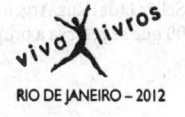

viva livros

RIO DE JANEIRO – 2012

CIP-BRASIL. CATALOGAÇÃO-NA-FONTE
SINDICATO NACIONAL DOS EDITORES DE LIVROS, RJ

B748c   Borysenko, Joan, 1945-
         Cuidando do corpo, curando a mente / Joan Borysenko; tradução de
         Dr. Jairo Mancilha e Dra. Heloisa Garman. – Rio de Janeiro: Viva
         Livros, 2012.
         12 x 18 cm

         Tradução de: Minding the Body, Mending the Mind
         ISBN 978-85-8103-015-9

         1. Corpo e mente (Terapia). I. Título.

Cuidando do corpo, curando a mente, de autoria de Joan Borysenko.
Título número 011 da Coleção Viva Livros.
Primeira edição impressa em abril de 2012.
Texto revisado conforme o Acordo Ortográfico da Língua Portuguesa.

Título original norte-americano:
MINDING THE BODY, MENDING THE MIND

Copyright © 2007 by Joan Borysenko.
Copyright da tradução © by Distribuidora Record de Serviços de Imprensa S.A.
Direitos de reprodução da tradução cedidos para Edições Viva Livros, um selo
da Editora Best Seller Ltda. Distribuidora Record de Serviços de Imprensa S. A.
e Editora Best Seller Ltda são empresas do Grupo Editorial Record.

www.vivalivros.com.br

Nota do editor: Este livro foi estabelecido com base na edição revista pela autora em 2007, em comemoração aos vinte anos da publicação da obra original.

Design de capa: Marianne Lépine sobre imagem Fotolia.

Todos os direitos reservados. Proibida a reprodução, no todo ou em parte, sem autorização prévia por escrito da editora, sejam quais forem os meios empregdos.

Direitos exclusivos de publicação em língua portuguesa para o mundo
adquiridos pela Editora Best Seller Ltda. Rua Argentina 171 – 20921-380 – Rio
de Janeiro, RJ – Tel.: 2585-2000 que se reserva a propriedade literária desta
tradução.

Impresso no Brasil

ISBN 978-85-8103-015-9

*A Miroslav Borysenko,
antes marido, sempre amigo*

Sumário

Prefácio	9
Agradecimentos	11
Introdução à nova edição	15
1. A ciência da cura	23
2. Retomando o controle	45
3. Quebrando o ciclo de ansiedade	71
4. A consciência plena e a descoberta do *Self*	106
5. Armadilhas da mente: Superando as vis trapaças da mente	128
6. Reformulação e imaginação criativa	154
7. Curando emoções	172
8. A história de Sam	201
Epílogo – Doze breves lembretes	221
Leitura complementar	228
Autoavaliação	233

Prefácio

Quando conheci a Dra. Borysenko, no fim da década de 1970, ela era uma jovem pesquisadora do campo de cancerologia na Escola de Medicina da Universidade de Tufts, em Boston, onde ensinava histologia (anatomia microscópica) e ministrava uma eletiva incomum, sobre o que na época era chamada medicina holística. Durante seu horário de almoço ela dava aulas de hatha yoga e meditação, e às vezes levava seus alunos e colegas para visitarem seu laboratório, onde oferecia aos convidados uma leve refeição vegetariana. Normalmente, as porções incluíam produtos orgânicos cultivados em seu jardim e alimentos colhidos dos campos e das florestas da área rural de Massachusetts, onde vivia. Além disso, também trazia cogumelos que ela mesma colhia, sendo uma micologista amadora.

O interesse de Joan em um estilo de vida saudável, aliado à sua expertise acadêmica no campo da medicina, foi fundamental para torná-la pioneira na área que passaria a ser conhecida como Medicina Integrada, que é a minha paixão. Nos vinte anos seguintes ao seu lançamento, *Cuidando do corpo, curando a mente* consagrou-se como clássico. O livro conseguiu ser aceito em faculdades de medicina, consultórios e milhares de lares. Joan abordou, de modo simples e eficiente, questões relacionadas ao bem-estar físico e mental que resistiram ao tempo e às provações da ciência moderna.

Dieta balanceada e exercícios são hoje reconhecidos como fatores que afetam profundamente a saúde e o bem-estar. As práticas de cura de tradição oriental – da hatha yoga à acupuntura, passando pelo *chi kung* – são empregadas junto à medicina ocidental. Temos evidências concretas de que a prática da meditação reduz o estresse e aumenta a imunidade. Atualmente, as sofisticadas técnicas de neuroimagem mostram também que meditar estimula as áreas do cérebro responsáveis por regular a felicidade. Embora as drogas farmacêuticas tenham seu lugar no tratamento de sintomas mais severos, remédios naturais, redução de estresse e mudanças no estilo de vida frequentemente trazem resultados iguais ou superiores ao uso de medicamentos, com riscos e custos reduzidos ao tratar de doenças comuns.

Seja você um jovem que gostaria de levar uma vida mais saudável, completa e feliz; uma pessoa que deseja envelhecer bem, mantendo sua energia e capacidade física; um indivíduo sob estresse que anseia por equilíbrio; ou alguém que sofre de uma doença, aguda ou crônica, e que busca tratá-la em todos os níveis – corpo, mente e espírito –, este livro pode ajudá-lo. Ele é prático, de fácil compreensão e embasado em pesquisas consistentes, nas quais se pode confiar. Além disso, *Cuidando do corpo, curando a mente* é uma jornada inspiradora, a busca do que significa ser integralmente humano – um ser presente em todos os momentos, com coração e mente abertos. Em última instância, esta pode ser a melhor definição de bem-estar e do que significa viver ao máximo.

Andrew Weil, M.D.
Tucson, Arizona. Maio de 2007.

Agradecimentos

A maior parte do saber deste livro é uma dádiva proporcionada pelos mais de dois mil pacientes da Clínica Corpo-Mente, que dirigi de 1981 a 1987 no Beth Israel Hospital, em Boston, Massachusetts (hoje a clínica pertence ao Centro Médico Beth Israel/Deaconess). Sou grata a cada um deles, pois foram – e continuam a ser – meus professores.*

O processo de escrever e revisar este livro estimulou as reminiscências de minha própria evolução, de preocupada que eu era a batalhadora que me tornei, um gracejo que atribuo a meu amigo e colega Ilan Kutz, M.D. (doutor em medicina), que, juntamente com Herbert Benson e eu, ajudou a fundar a Clínica Corpo-Mente em setembro de 1981. Sem as visões e expertises extraordinárias deles, nem os programas da clínica ou este livro teriam existido.

Durante a graduação, trabalhei com o Dr. Benson no departamento de farmacologia da Escola de Medicina de Harvard, primeiro, no final da década de 1960 e, depois, entre 1978 e 1988, quando ele dirigia o Departamento de Medicina Comportamental, inicialmente no Beth Israel Hospital, em Boston, e mais tarde no New England Deaconess Hospital. Tive a sorte de ser um dos primeiros *postdoctoral fellows* do Instituto Nacional de Saúde, quando o Dr. Benson foi designado, em 1978, para treinar profissionais da área de saúde

---
*Em respeito à privacidade desses pacientes, seus nomes foram trocados, bem como quaisquer detalhes que pudessem identificá-los. Por vezes, as experiências de mais de um paciente foram englobadas em um único relato.

nos campos emergentes de medicina comportamental. Sob sua orientação, virei instrutora na Escola de Medicina de Harvard, onde me foi dada a oportunidade de cofundação e de fazer parte do grupo de pesquisa da Clínica Corpo-Mente. Sou eternamente grata por essas oportunidades maravilhosas, que mudaram a minha vida.

Um obrigada muito especial também a Jon Kabat-Zinn, Ph.D., cujo programa de redução de estresse e relaxamento na Faculdade de Medicina da Universidade de Massachusetts serviu de grande fonte de inspiração, para os programas da Clínica Corpo-Mente. Sua ajuda foi fundamental para nós. Os profundos conhecimentos sobre a *consciência plena* do Dr. Kabat-Zinn não só me enriqueceram pessoalmente como também contribuíram para os programas da clínica e para este livro. Seu pioneirismo na redução do estresse por meio da consciência plena revolucionou o campo da medicina comportamental nas décadas seguintes e sua amizade tem sido uma bênção.

Stephen Maurer, M.A., apareceu no Beth Israel Hospital para almoçar em outubro de 1983 e acabou ficando, assumindo o cargo de assistente de direção da Clínica Corpo-Mente e me substituindo como diretor no fim da década de 1980. Sua compreensão da mente e da meditação ajudaram muito o programa, como também sua inteligência e calor humano. O capítulo sobre as armadilhas da mente é adaptado de um sistema que Steve me mostrou e muitos dos casos relatados são também de sua contribuição. Sem sua mente brilhante e bom coração tanto a clínica quanto este livro teriam sido consideravelmente menos bem-sucedidos.

Jane Leserman, Ph.D., uma querida amiga e colega ao longo dos anos, que fez um ótimo trabalho para a avaliação do programa e o desenvolvimento do instrumento de autoavaliação, que inclui uma lista de sintomas médicos na seção final deste livro. Sua orientação e auxílio foram muito apreciados, e ajudaram a tornar possíveis as pesquisas dos programas da clínica. Steven Locke, M.D., compartilhou comigo seu interesse e entusiasmo na psiquiatria e psiconeuroimunologia. Agradeço-lhe a amizade, o apoio e nossas várias conversas instigantes.

Embora seja eu a responsável por escrever este livro – e sejam meus os pontos de vista nele expressos –, as ideias nas quais ele se baseia não são novas, nem completamente minhas. Elas representam a síntese de um conhecimento coletivo tão velho quanto a humanidade. Muitos amigos e colegas de trabalho compartilharam seus trabalhos e ideias ao longo dos anos, e sua sabedoria se encontra nestas páginas. Meus sinceros agradecimentos a Olivia Hoblitzelle, M.A., Eileen Stuart, R.N., M.S., Margaret Caudill, M.D., Ph.D., Rachel Naomi Remen, M.D., Michael Lerner, Ph.D., Dean Ornish, M.D., Leo Stolbach, M.D., Matthew Budd, M.D., David Eisenberg, M.D., Robin Casarjian, M.A., Bernie Siegel, M.D., e Kenneth Pelletier, Ph.D.

Um obrigada especial à minha agente, Helen Rees, que acreditou neste livro quando a medicina corpo-mente ainda era jovem. E sem Bill Patrick – meu maravilhoso editor na Addison Wesley – este livro seria completamente diferente. Seus arroubos de "arregaçar as mangas e ensinar Joan a escrever" aliados à colaboração de dois talentosos escritores – Larry Rothstein e Ken Rivard – tornaram este livro muito mais claro e acessível do que seria se eu, como novata, tivesse sido deixada à própria sorte.

É maravilhoso, embora um pouco estranho, agradecer à minha família por quem eles eram quando este livro foi escrito. Nós mudamos muito nesses 20 anos, é claro, mas suas essências impregnam estas páginas. Meu ex-marido e estimado colega, Miroslav Borysenko, foi um cientista excepcional e grande parceiro em pesquisas durante todo o tempo em que dirigi a Clínica Corpo-Mente e escrevi este livro. Embora tenhamos nos divorciado, ainda somos bons amigos. Nossos filhos, que eram adolescentes quando generosamente me autorizaram a contar algumas de suas histórias nestas páginas, hoje estão casados e são pais de Alex, Eddie e Sophia – nossos netos. A vida continua, e espero que ela continue um pouco mais serena para você graças às dádivas que recebi de tantos – poucos que pude mencionar aqui, infelizmente. Você pode honrá-las passando-as para sua família e para seus amigos. É assim que curamos não apenas a nós mesmos, mas nosso mundo.

Introdução à nova edição

Passaram-se vinte anos desde que escrevi *Cuidando do corpo, curando a mente*. No dia em que me contaram que o livro havia entrado na lista de best-sellers do *The New York Times* eu estava sentada em meu escritório no hospital, revisando prontuários. O telefone tocou e era George Gibson, o agente do livro, o entusiasmo aparente em sua voz.

– Você está sentada? – perguntou ofegante, antes de contar a novidade.

– A lista de mais vendidos do *The New York Times*... – eu murmurei, indiferente. – É uma coisa boa?

No mundo insular medicina, ciência e prática, best-sellers não eram considerados relevantes. Expor um artigo em publicações científicas, onde os frutos de anos pesquisas eram compartilhados com os colegas, isso sim era motivo de empolgação. Mas, nos vinte anos que se seguiram, cresceu o número de livros que visam educar (ou às vezes tirar vantagem de) um público cada vez mais estressado, ansioso, alienado, doente e deprimido.

É maravilhoso que nesses últimos anos tenhamos aprendido tanto sobre saúde e bem-estar. Hoje, sabe-se mais sobre exercícios, alimentação, psicologia, suplementos e remédios do que em qualquer outro período da história. Porque, então, existe um abismo tão grande entre saber e fazer? *Estamos mais obesos, sedentários e estressados do que nunca*. E essas escolhas de estilo de vida afetam seriamente o nosso corpo. Mais de 70 por cento de todos os tipos de câncer, 80 por cento de todas as doenças cardíacas e 90 por cento dos casos de diabetes tipo 2 estão relacionados a estilos de vida pouco saudáveis.

Fazer acusações não ajuda a descobrir porque nós nos preocupamos tão pouco com nós mesmos. Sim, há uma epidemia crescente de fast food, sustentada por comerciais que mostram jovens devorando hambúrgueres gigantes e consumindo enormes porções de batatas fritas. E, certamente, a maior parte de nós sabe que horas em frente a computadores ou vídeo games não são tão saudáveis quanto atividades ao ar livre. Ainda assim, nossa sociedade parece ter se esquecido de como viver no mundo real.

Mas talvez a explicação mais óbvia para o abismo entre o que sabemos e o que fazemos para cuidar de nós mesmos seja o nosso estado emocional. O Dr. Martin Seligman, fundador do campo de psicologia positiva em 1998, diz que, apesar do nosso alto padrão de vida, há mais casos de depressão, com pacientes cada vez mais jovens. Seligman culpa o atual individualismo – desejar atender aos próprios interesses em vez de buscar o bem comum. Pessoas altruístas, que pensam em ajudar os outros, são menos deprimidas e ansiosas do que a maioria – e vivem mais. O mesmo é verdade para aqueles que conseguem administrar o estresse e buscar ver o lado positivo em vez de afundar em lamentações e pensamentos negativos.

Quando nos sentimos mal – tomados por ansiedade, incertezas, depressão e estresse –, agimos do modo mais humano possível. Tentamos nos confortar. Mas ir à academia, andar de bicicleta ou mesmo caminhar não são a primeira opção da maioria. É mais fácil se entorpecer ao ver televisão, buscar a felicidade na internet, beber, fumar, usar drogas ou comer algo cheio de gordura, açúcar ou sal, que traz satisfação instantânea.

Como cientista médica, psicóloga, profissional, mãe, avó e esposa, estou convencida que cuidar da mente é o meio de transpor o abismo entre saber e fazer, no que diz respeito a cuidar do corpo. Aprendi essa lição há muito tempo. Aos 24 anos eu trabalhava na Escola de Medicina de Harvard, pesquisando a maneira pela qual as células se mantêm unidas umas às outras. Estava vivendo de café e cigarro, sem dinheiro e cansada, tentando lidar com um casamento conturbado e um filho pequeno para o qual me sobrava pouquíssimo tempo. Além disso, eu era uma perfeccionista implacável, tentando controlar e ter sucesso em tudo. Minhas emoções estavam à flor da pele, ansiedade e raiva eram minhas companheiras constantes.

Fisicamente, também estava um bagaço. Atormentada a vida toda por enxaquecas, descobri na faculdade que a competição intensa havia acrescentado paralisantes dores de estômago e vômitos à minha lista de doenças psicossomáticas. Quando era estudante de pós-graduação, fiquei de cama com bronquite grave quatro vezes em dois anos, e tive de estudar para as provas do doutorado tonta de febre. Como se isso não bastasse, comecei também a ter pressão alta, comum em minha família.

Meu casamento acabou nesse ano. Eu era, então, uma mãe atormentada por desmaios e paralisada por dores abdominais que foram diagnosticadas como cólon espástico. Tomava antiespasmódicos, analgésicos, tranquilizantes, e nada fazia efeito. Uma infecção viral na pleura causou uma dor sufocante que me levou ao pronto-socorro mais próximo.

O campo de medicina corpo-mente ainda não existia, mas eu tinha um amigo no laboratório onde desenvolvia minha pesquisa de pós-graduação que estava entusiasmado com seus novos hobbies, yoga e meditação. Ele os comparava a umas miniférias em que podia desligar-se de suas inquietações e preocupações e voltar refrescado e pronto para enfrentar qualquer situação difícil. Na época, eu acreditava que a meditação fosse algo para ascetas vivendo em cavernas. Eu era uma cientista obstinada, literalmente me matando para conquistar as trilhas do conhecimento médico.

Ainda assim, tentei a meditação – mais por desespero –, praticando diariamente. O teste veio algumas semanas depois, quando eu estava sentada diante de um microscópio, tentando desvendar os segredos das células cancerígenas. Senti a familiar pontada atrás do olho direito, a sensibilidade à luz e a náusea que prenunciavam a enxaqueca. Era a hora para uma experiência.

Refugiando-me em meu escritório, fechei as cortinas e a porta. Sentei-me numa cadeira, relaxei os músculos da cabeça aos pés, mudei minha respiração de torácica tensa para a respiração diafragmática relaxada e comecei a meditar. Em pouco tempo a dor diminuiu. Após a meditação, tive a sensação de estar limpa, assim como a terra após uma chuva pesada. Então corri pelo laboratório, anunciando a todos que tinha acabado de realizar o experimento mais importante de minha vida. Era o início de uma grande mudança em minha vida, que levou à felicidade, crescimento emocional e um estilo de vida mais saudável.

Nos próximos capítulos vou compartilhar com você minha jornada de cura e a trajetória de algumas das pessoas com quem tive o privilégio de trabalhar. Muitas fizeram parte dos programas que fui cofundadora com os Drs. Herbert Benson e Ilan Kutz no Beth Israel Hospital de Boston, e que dirigi entre 1981 e 1988. Por meio da revisão por pares, foi provado que nossos programas da Clínica Corpo-Mente reduziam a ansiedade, depressão e sintomas físicos, e aumentavam a saúde e o bem-estar. Muitas das recomendações deste livro são baseadas nos tratamentos da clínica. Embora eu a tenha deixado em 1988, Dr. Benson e seus colegas continuaram e aprimoraram os programas. Eles agora atuam no Benson Henry Institute for Mind Body Medicine, localizado no Massachusetts General Hospital, em Boston.

As pessoas com quem trabalhei, tanto na época da clínica quanto nas duas décadas seguintes, constituíram um grupo muito heterogêneo, suas idades variam de 17 a 93 anos. Suas lutas e vitórias se tornaram inspirações e desafios que constantemente me impulsionam além dos limites do meu conhecimento. Nossos pacientes são pessoas que querem contribuir para sua própria cura, mas estão cansados de modismos e promessas sem fundamento. São estudantes, executivos, donas de casa, médicos, operários, cientistas e engenheiros. Eles chegam com enxaqueca, insônia, urticária, úlcera, alergias, dores crônicas e doenças mais sérias, tais como câncer e Aids. Algumas vezes, neste livro, as experiências de mais de uma pessoa foram combinadas numa única história, tanto para proteger a confidencialidade como para ilustrar princípios básicos.

Geralmente, são encaminhados por médicos, muitas vezes após anos de sofrimento e, algumas vezes, após tratar-se com inúmeros medicamentos que não dão resultado. Como regra geral, outras terapias falharam por terem levado em conta apenas os sintomas físicos em vez de suas causas subjacentes.

Embora os problemas de um indivíduo superempreendedor e estressado possam parecer muito diferentes dos de uma jovem mãe acometida de esclerose múltipla, e mais diferentes ainda daqueles de um homem idoso com câncer, todos enfrentam crises semelhantes. As questões básicas têm tanto a ver com o significado da vida quanto com o aprendizado do uso do poder da mente na redução dos sintomas.

Estudos relevantes demonstram que aproximadamente 75 por cento das consultas médicas ocorrem por conta de doenças que, em última instância, têm cura espontânea, e por distúrbios relacionados ao estresse e à ansiedade. Nesses casos, os sintomas podem ser reduzidos ou curados pelo restabelecimento do equilíbrio natural do corpo. Em muitas outras condições crônicas, e que potencialmente levam a risco de vida, os sintomas podem ser diminuídos, mas o progresso natural da doença levará inevitavelmente à morte. A morte, afinal de contas, faz parte do processo natural da vida, e esta realidade pode ser uma poderosa advertência para vivermos de uma maneira que maximize a satisfação, a criatividade e o amor. É isto que eu chamo de cura. E o desejo subjacente de cura e de unidade é o que todas as pessoas têm em comum, independente da condição a ser curada.

Nos capítulos seguintes você lerá a respeito de pessoas parecidas com você e de outras muito diferentes. Em última análise, o que é tão miraculoso para muitos de meus pacientes é que, apesar de nossas diferenças, somos todos muito semelhantes. Além das identidades e desejos há o núcleo comum do *Self* – uma característica humana essencial cuja natureza é a paz, cuja forma de expressão é o pensamento e cuja ação é o amor incondicional. Quando nos identificamos com esse núcleo interno, respeitando-o e reverenciando-o nos outros bem como em nós mesmos, experimentamos a cura em todas as áreas da vida.

Foi um fascinante desafio apresentar esse material em um livro, em vez de fazê-lo através de interação. Cada leitor é diferente, e valorizar essas diferenças é a chave do aprendizado. Com isso em mente, seja flexível com você mesmo à medida que for trabalhando com o auxílio do livro. Você talvez queira folhear o livro primeiro, para ter uma ideia do conteúdo, e então voltar a capítulos anteriores e experimentar as técnicas, dominando-as no seu próprio ritmo. Por outro lado, você talvez deseje lê-lo vagarosamente do começo ao fim, levando de oito a dez semanas, trabalhando ao longo do programa como se estivesse participando de um processo em grupo. Poderá também, se preferir, reservar duas horas, uma vez por semana, para trabalhar com o livro e praticar as técnicas que aprendeu durante a semana, antes de passar para o próximo capítulo.

Ao escrever e atualizar o capítulo sobre interação corpomente dei, de maneira concisa, o máximo de *background* científico que pude. Como as pessoas que vêm à clínica, você pode considerá-lo excessivo, a medida exata ou pouco para suas necessidades. No primeiro caso, pode desejar ler rapidamente o capítulo, voltando a ele mais tarde, caso ache necessário. No último caso, pode complementar o material com a lista de livros apresentada no final do texto.

Os capítulos 2 e 3 são fundamentais para se adquirir a capacidade de tomar consciência e integrar o corpo e a mente. Nesses capítulos básicos você vai aprender como evocar a resposta de relaxamento por meio da meditação, respiração e exercícios de alongamento. A prática desses exercícios tem dois objetivos. Primeiro: aprender a mudar sua fisiologia, obtendo o controle do sistema nervoso autônomo ou automático, além de aprender a relaxar a tensão no sistema muscular. Segundo: essas habilidades básicas começam a treiná-lo na arte de observar sua mente.

O capítulo 4 é uma ponte entre a habilidade fundamental de curar o corpo e a capacidade avançada de dominar a mente. Trata-se de uma técnica crucial, que meus pacientes chamam de habilidade de viver o presente em vez de estar absorvido em memórias do passado ou em preocupações com o futuro. Essa habilidade de viver o presente se baseia na prática de concentração e nos exercícios respiratórios que são ensinados nos capítulos anteriores.

Os capítulos 5 e 6 apresentam as técnicas básicas de como se tornar um observador da mente, de maneira a permitir um gradual processo de acordar para o presente, eliminando condicionamentos do passado. O objetivo desses capítulos é fazer o paciente aprender com as emoções e também ensiná-lo a praticar a tomada de consciência do presente e o perdão no dia a dia, como apresentado no capítulo 7.

No último capítulo, os princípios apresentados no livro são sumarizados de maneira muito especial. Nele conto um drama real, a história de Sam e de como sua mente e espírito vencem as limitações finais do corpo e a própria morte. A luta de Sam contra a Aids foi uma poderosa experiência de cura em minha própria vida e na de muitos que o conheceram.

Antes de começar o programa, sugiro que leia o apêndice e complete a autoavaliação da sua presente condição física e emocional. Após terminar a leitura do livro, quando sentir que apreendeu as ideias e os métodos, você pode reavaliar o seu bem-estar e fazer a autoavaliação de novo. Os dois questionários são baseados na mesma avaliação que nossos pacientes fazem na clínica. Muitas pessoas acham a autoavaliação proveitosa porque ela as torna mais conscientes de seu estado físico e emocional. Para fazê-la você gastará apenas alguns minutos, e aumentará seu autoconhecimento.

Ao fazer a autoavaliação encare-a como uma oportunidade de perguntar a si mesmo se você precisa de ajuda médica ou psicológica, além da autoajuda. Um livro como este pode ser suficiente em alguns casos e um fantástico material complementar em outros. De qualquer forma, é sempre uma boa ideia procurar ajuda profissional caso você tenha dúvidas. Minha jornada de cura começou uns quarenta anos atrás, e continua em progresso. Espero que minhas experiências e as dos pacientes com quem tanto aprendi possam ajudá-lo em sua jornada. Você pode achar os preceitos do livro desafiadores, mas eles são guia para você se tornar completamente vivo e compassivo com outros seres humanos. Desejo para você tudo de bom na sua jornada para a cura e paz de espírito. Você nasceu para isso.

1
A ciência da cura

No começo da minha carreira, quando eu era uma professora assistente na Escola de Medicina da Universidade de Tufts, em Boston, eu vi um filme chinês sobre anestesia por acupuntura. Enquanto os assistentes espetavam algumas agulhas e o cirurgião fazia uma incisão no tórax do paciente, desarticulava as costelas e removia um lobo pulmonar, o paciente, com a cabeça escondida atrás dos panos, conversava com naturalidade e tomava chá. Eu estava assistindo à cirurgia com o imunologista Dr. Miroslav Borysenko, e ambos estávamos assombrados com o que víamos.

Nós perguntamos a um anestesista que também assistira ao documentário a opinião dele sobre aquela demonstração impressionante. "Não é nada", ele respondeu, indiferente, "é apenas hipnose." Como se isso por si só não fosse extraordinário.

Poucas décadas atrás os cientistas costumavam negar o que viam simplesmente por não conseguirem explicar o que acontecia. A ciência é a busca de explicações, uma estrutura complexa composta de pequenas unidades mensuráveis, porém algumas coisas que acontecem com pessoas reais num mundo real simplesmente não se encaixam em categorias estabelecidas.

Uma pessoa sob efeito de hipnose sofre uma queimadura, mesmo que o "ferro quente" que o hipnotizador diz estar tocando a pele dela seja apenas um lápis. Em um experimento clínico, um terço das mulheres tomando placebo em vez de medicamento quimioterápico teve queda de cabelo.

Uma pessoa com câncer em metástase, a quem deram pouco tempo de vida, de repente reage e consegue vencer a doença. É raro, mas acontece. Como isso é possível?

Há dois mil anos uma mulher que sofria de um prolongado sangramento uterino aproximou-se de Jesus de Nazaré. Destacando-se da multidão, ela tocou a barra de sua túnica e foi instantaneamente curada. Jesus voltou-se para ela e disse que tinha sido a fé que a curara. Após séculos de um lento progresso em direção a explicações racionais do mundo físico, até os cientistas podem finalmente começar a apreciar a verdade de Sua afirmação. Estamos chegando a um novo nível de conhecimento científico a respeito dos mecanismos pelos quais a fé, a crença e a imaginação podem desvendar os mistérios da cura.

As sofisticadas técnicas de neuroimagem atuais, como as tomografias por emissão de pósitrons (PET) e as imagens de difusão por ressonância magnética (IRM) permitem que o cérebro seja examinado enquanto os pacientes são estudados sob novos aspectos. Em um desses estudos, voluntários receberam leves choques – com ou sem a aplicação de um "anestésico", que na verdade era um placebo. Os pacientes não só sentiram menos dor quando acreditavam estar anestesiados, como também as partes do cérebro responsáveis pela sensação de dor mostraram-se menos ativas. Em um estudo similar, pesquisadores da Universidade de Wisconsin, em Madison, descobriram que quando os voluntários eram submetidos a desagradáveis estímulos de calor a crença de que poderiam controlar o tempo de exposição (embora não pudessem) reduziu tanto a percepção de dor quanto a atividade nas três áreas do cérebro mais comumente associadas à dor.

Em outras palavras, as crenças podem começar na mente, mas terminam no corpo. Qualquer mulher que já tenha dado à luz entende um pouco sobre como o contexto altera a tolerância à dor. Durante o parto eu descobri que desconforto é um eufemismo, como chamar as cataratas do Niágara de agradável chuveiro. Ainda assim eu aguentei muito bem. Se a dor estivesse relacionada a algo assustador – uma apendicite ou um tiro, por exemplo –, a mesma sensação teria parecido completamente intolerável. De modo semelhante, o que estressa uns pode ser uma aventura para outros. É a atitude que faz a diferença em como essas pessoas respondem a um mesmo evento. Para o bem ou para o mal, atitudes afetam cada célula de nosso corpo, graças a uma sofisticada teia de conexões envolvendo terminações nervosas, neuro-hormônios secretados pelo cérebro e hormônios como cortisol e adrenalina, secretados pelas glândulas suprarrenais.

Cérebro, mente e moléculas

Comecei como pesquisadora laboratorial, e por muitos anos estudei os efeitos do estresse – que normalmente envolvem a sensação de falta de controle – na saúde e na imunidade. O sistema imunológico (a linha de frente de defesa do corpo contra doenças), o sistema cardiovascular, o cérebro e o sistema nervoso foram estudados independentemente. Mais recentemente, no entanto, neurocientistas em conjunto com psicólogos e imunologistas criaram um novo campo científico, de nome bastante complicado: psiconeuroimunologia, ou PNI, que explora as interconexões mais sutis do corpo.

O estresse normalmente tem origem no modo de pensar. E o modo de pensar determina como você se sente – emocional e, às vezes, fisicamente. Quando seus pensamentos geram emoções fortes – positivas ou negativas –, seu cérebro libera hormônios que espalham as novidades emocionais para todos os sistemas do corpo. Chamados de neuropeptídios, esses hormônios são moléculas informativas, que repassam mensagens para qualquer célula do corpo que tenha receptores compatíveis. A Dra. Candance Pert, neurocientista, foi uma das primeiras a demonstrar que as emoções constituem um elo poderoso entre a mente e o corpo, graças a essas moléculas informativas. Os neuropeptídios entram na corrente sanguínea, que os distribui por todo o corpo, conectando-se com os receptores de diversas células. Em um piscar de olhos uma emoção, que começa no cérebro, pode desencadear respostas celulares sutis e complexas através do corpo. Por sua vez, neuropeptídios fabricados pelo sistema imunológico ou pelos órgãos podem afetar o cérebro e o estado emocional.

O que os pesquisadores estão documentando é um rico e intrincado sistema de comunicação multidirecional, que liga o cérebro, a mente, o sistema imunológico e, potencialmente, outros sistemas do corpo, como coração, pulmão e pele. Esse é o caminho pelo qual nossas emoções, esperanças, medos e crenças conseguem afetar a capacidade do corpo de se defender e de aperfeiçoar seu funcionamento em resposta às contínuas mudanças e exigências da vida.

As três grandes emoções negativas: Depressão, ansiedade e raiva

Depressão, ansiedade e raiva crônica são emoções desagradáveis, o que já é motivo suficiente para querer minimizá-las. Além disso, porém, sabemos que tais sentimentos negativos podem afetar profundamente nossa saúde física e mental.*

Estudos – que são o estandarte de ouro da ciência, uma vez que acompanham pessoas saudáveis durante anos para entender como e por que uma doença pode vir a se desenvol-

---

*Para mais informações, leia o excelente artigo de Janice K. Kiecolt-Glaser et al., "Emotions, Morbidity, and Mortality: New Perspectives from Psychoneuroimmunology", *Annual Review of Psychology*, 2002, 53: 83-107 Você também pode encontrá-lo na internet em Questia.com.

ver – mostram que a depressão, o transtorno psicológico mais comum na América, afeta significativamente a saúde. Pessoas deprimidas estão mais propensas a desenvolver doenças coronarianas. Indivíduos por ela afetados e que já possuem problemas cardíacos podem ter seus sintomas agravados. A depressão torna mais difícil lidar com a dor, intensifica a maior parte das doenças e pode gerar uma série de sintomas físicos – de dor de cabeça e dores no corpo a transtornos neurológicos e digestivos. Quando prolongada, pode até constituir um fator de risco para o desenvolvimento de câncer. Suas companheiras, a ansiedade e a hostilidade, também podem aumentar o risco de se desenvolver doenças coronarianas, e já foi comprovado que a raiva pode acelerar o surgimento de problemas respiratórios relacionados à idade.

Existe um tipo especial de neuropeptídeo, a citocina, que regula a resposta imunológica do corpo. De modo simplificado, é possível dizer que ela avisa o sistema imunológico de que há um ferimento ou infecção a ser combatido. No entanto, se o sinal não for interrompido a tempo, isso causa uma inflamação – a crescente resposta imunológica que inicialmente aparece como calor, inchaço e vermelhidão ao redor de um corte –, o que danifica o corpo. A inflamação crônica causa fraqueza e pode levar a uma infinidade de transtornos relacionados ao envelhecimento, como osteoporose, diabetes tipo 2, artrite, alguns tipos de câncer e até mesmo Alzheimer.

Sabe-se que tanto a depressão como a ansiedade estimulam a produção de citocina, e também os estresses físico e emocional, que surgem em momentos difíceis, como o de cuidar de um ente querido com Alzheimer. Maus hábitos, como a obesidade, o fumo e o sedentarismo também aumentam a produção de citocina. Embora seja mais fácil falar do que fazer, é melhor nos libertarmos desses hábitos negativos, ou ao menos tentar fazer com que sejam menos predominantes em nossas vidas.

As respostas do estresse e do relaxamento

Na década de 1940, Walter Hesse, um fisiologista suíço laureado com um Prêmio Nobel, fez experimentos com o cérebro de gatos e descobriu que podia produzir dois estados de energia diametralmente opostos por meio do estímulo de diferentes áreas do hipotálamo do animal. Um deles era uma espécie de "engrenagem" para atividade acelerada; o outro era um estado de muito baixo uso de energia, caracterizado por uma profunda sensação de repouso e relaxamento, o equivalente corporal do "ponto morto".

Na década de 1970, o Dr. R. Keith Wallace e o Dr. Herbert Benson documentaram um estado similar de repouso profundo em seres humanos que praticavam meditação transcendental. Os trabalhos subsequentes de Benson provaram que esse estado poderia ser alcançado por meio de qualquer forma de concentração mental que desligasse o indivíduo de suas inquietações e preocupações usuais. Ele chamou esse mecanismo hipotalâmico inato de *resposta de relaxamento*.

Quando a resposta de relaxamento é obtida, a frequência cardíaca e a pressão arterial caem. O ritmo respiratório e o consumo de oxigênio também diminuem, devido à acentuada queda na necessidade de energia. As ondas cerebrais mudam do ritmo alerta beta para o ritmo relaxado alfa. O fluxo sanguíneo para os músculos diminui, passando a se dirigir para o cérebro e a pele, o que produz uma sensação de aquecimento e um estado de relaxamento alerta. Foi aprendendo a induzir a resposta de relaxamento que comecei a reverter sintomas que eram graves o suficiente para me levar ao pronto-socorro.

Em primeiro lugar, como era possível que o estresse fosse capaz de produzir esses sintomas? Os cientistas sabem que a resposta de relaxamento desenvolveu-se como uma forma de proteção do organismo contra o desgaste. A natureza também nos proveu da "engrenagem" que chamamos de resposta de fuga ou luta. Tenho certeza de que você a vivenciou muitas vezes, quando de repente sentiu medo, quando estava certo de que alguém roubava sua casa ou quando o avião em que viajava subitamente perdeu altura ao ser atingido por uma corrente de ar. Antes que se desse conta, você estava respirando rápida e superficialmente, as palmas das mãos estavam úmidas de suor e a boca, seca. A resposta de fuga ou luta significa que seu coração acelera, sua pressão arterial aumenta, seus músculos ficam tensos, suas pupilas se dilatam e sua pele fica arrepiada.

Essa resposta integrada desenvolveu-se milhões de anos atrás, porque assegurava que todo o organismo estaria pronto para agir ao menor indício de perigo. Esse tipo de resposta ainda permanece arraigado nos sistemas de comunicação do corpo humano, mesmo que, em nosso mundo infinitamente mais complexo, o perigo possa aparecer sob a forma de contas não pagas, tédio no casamento ou medo produzido inteiramente pela imaginação. No entanto, através da resposta de fuga ou luta, a ansiedade ainda tem acesso às vias que elevam a pressão arterial, e o estresse ainda leva à tensão muscular e, portanto, a numerosas dores e distúrbios corporais.

Essa resposta é inata – é interior. Você não precisa pensar em acionar seu sistema nervoso autônomo quando seu filho corre de repente para uma rua movimentada. Ela acontece quando o estímulo apropriado – perigo – ativa o programa do corpo. A palavra chave aqui é *apropriado*. Ao longo dos anos, vivenciamos situações igualmente assustadoras, mas que não induzem uma resposta de fuga ou luta em outras pessoas. Porém, quando nos tornamos programados – ou condicionados – a responder ao mundo de um modo inapropriado, não parece haver muita escolha. Mas assim que o cérebro formar novos caminhos neurais que classifiquem luta ou fuga como um estímulo inapropriado, podemos aprender a deletar esse programa neural de nosso computador corpo-mente.

Programação corpo-mente

Toda vez que você perde a saída de uma rodovia porque estava sonhando acordado e então "desperta", quilômetros depois, está demonstrando o poder da mente inconsciente. Uma vez que aprendemos alguma coisa, não temos que, conscientemente, pensar a respeito dela. A tarefa simplesmente se repete logo que iniciamos o programa – no caso, pôr a chave na ignição. O restante do ato de dirigir é como uma segunda natureza, pois nosso sistema nervoso foi condicionado com o padrão de dirigir.

Devido ao nosso condicionamento, todos nós temos hábitos. Muitas pessoas ficam ansiosas antes de uma prova, em parte, porque se habituaram a se sentirem ansiosas nesse momento, não importando se a situação presente é ou não ameaçadora. Uma vez que a pessoa se sinta ameaçada por uma avaliação, as conexões neurais estão estabelecidas. A próxima vez que ela fizer uma prova, a probabilidade é de que o mesmo circuito condicionado será reativado.

O condicionamento fisiológico é uma espécie de aprendizado rápido que se desenvolveu para nos ajudar a dominar situações de causa e efeito que podem determinar a sobrevivência. Muitos devem estar familiarizados com o famoso experimento de Pavlov. Ração de carne é dada a um cachorro, fazendo-o salivar. Uma campainha toca toda vez que a ração é apresentada. Após algum tempo, o cachorro saliva apenas ao som da campainha. Vemos esse mesmo mecanismo operando em nós: estamos trabalhando satisfeitos; casualmente olhamos para o relógio, notamos que é hora de almoço e então, de repente, ficamos com fome.

A capacidade da mente em afetar o corpo através do condicionamento ficou muito clara para mim quando eu tinha 6 ou 7 anos. Meu tio Dick, que detestava queijo, estava jantando conosco num domingo. De sobremesa havia torta de queijo, camuflada com morangos maduros. Estava tão gostosa que ele comeu dois pedaços. Cerca de uma hora depois minha mãe expressou surpresa por tio Dick ter gostado da torta, uma vez que ela sabia o quanto ele detestava queijo. Ao som da palavra queijo, tio Dick começou a ter náuseas e correu para o banheiro. Mesmo para uma criança, ficou óbvio que o problema não era o queijo em si, mas algum condicionamento mental relacionado a esse alimento.

Muitas pessoas que recebem quimioterapia para câncer sentem náuseas devido à medicação. Rapidamente, através de um condicionamento semelhante ao do tio Dick, elas começam a sentir-se mal antes mesmo de receber a droga. Algumas pessoas começam a ficar com náuseas na noite anterior ao tratamento. Outros, na ida para o hospital, ou mesmo ao ver seu médico ou enfermeira. Involuntariamente, aprenderam a sentir-se mal como uma resposta condicionada a pensamentos, visões e cheiros da situação relacionada à quimioterapia.

Estudos soviéticos seguindo o modelo de Pavlov mostram que mesmo o sistema imunológico pode ser condicionado. Nos Estados Unidos, os doutores Robert Ader e Nicholas Cohen, da Universidade de Rochester, injetaram uma droga imunossupressora chamada ciclofosfamida em ratos, e ao mesmo tempo puseram um novo sabor – sacarina – na água dos animais. A sacarina agia como a campainha de Pavlov. Após algum tempo, a imunidade dos ratos era afetada apenas com o sabor de sacarina.

Os doutores G. Richard Smith e Sandra McDaniel fizeram um estudo fascinante a respeito da supressão de reações imunológicas em seres humanos. Uma vez por mês, durante cinco meses, voluntários que tinham reagido positivamente ao teste cutâneo da tuberculina compareciam à mesma sala, com os mesmos móveis e a mesma enfermeira. Todas as vezes viam um frasco vermelho e outro verde sobre a escrivaninha. O conteúdo do frasco vermelho – tuberculina – era sempre injetado no mesmo braço, e o conteúdo do frasco verde – solução salina – era injetado no outro.

Mês após mês, seguiu-se o mesmo procedimento, e os voluntários tinham sempre a mesma reação à tuberculina: uma pápula avermelhada no braço. Nunca houve reação à injeção de solução salina no outro braço.

No sexto mês, sem o conhecimento dos voluntários, o conteúdo dos frascos foi trocado. Dessa vez, os voluntários praticamente não tiveram reação à tuberculina. A expectativa de que nada aconteceria depois da injeção do frasco verde, aparentemente, foi suficiente para inibir a poderosa resposta do sistema imunológico à tuberculina.

O condicionamento é uma ponte poderosa entre a mente e o corpo. A razão para isso é que o corpo não consegue distinguir eventos que são uma ameaça real para a sobrevivência de outros que estão presentes apenas no pensamento. A mente cria fantasias sem-fim a respeito de possíveis desastres passados e futuros. Essa tendência de se concentrar na pior conclusão possível para as situações é o que eu chamo de "horrorificar", o que pode ser o fator chave para desequilibrar a balança para o lado da doença ou da saúde. Talvez você esteja preso no tráfego, certamente atrasado para uma importante reunião às 9 horas. Ou já é meia-noite e seu filho ainda não chegou, ou o médico lhe manda repetir um exame e assim por diante, numa variação sem-fim. A torrente das hipóteses compromete várias emoções humanas, que podem influenciar virtualmente todas as funções corporais.

O modo como nossa mente funciona – o grau em que vemos o pior aspecto da situação – depende também de condicionamentos prévios. As reações de nossos pais e de outros modelos importantes influenciam nossas próprias reações. Tomar consciência de nosso condicionamento é o primeiro passo para desaprender atitudes que há muito perderam sua utilidade. Tal tomada de consciência nos permite responder ao que está acontecendo *agora* em vez de reagir condicionadamente a uma história que pode já estar ultrapassada. Esta é a habilidade que você vai aprender se realmente puser em prática as técnicas apresentadas nos próximos capítulos.

Os perigos da sensação de impotência

Os estresses agudos da vida produzem respostas fisiológicas temporárias das quais o corpo se recupera. É o estresse crônico, muitas vezes causado por atitudes negativas condicionadas e pela sensação de impotência, que representa um desafio real para a cura. Sentir-se constantemente impotente pode transtornar nosso equilíbrio endócrino, aumentando a quantidade do hormônio imunossupressor cortisol e destruindo seu ritmo natural. A prolongada sensação de impotência também priva o cérebro do vital neurotransmissor chamado neuroepinefrina, que é a substância química responsável pelos sentimentos de felicidade e contentamento. Estudos em imunologia revelam também que a incapacidade de sentir-se no controle do estresse é mais danosa à imunidade que o fator estressante em si.

A maioria de nós, finalmente, sentirá que a vida, de alguma maneira, está fora de controle. Vermos isso como uma situação temporária, cuja resolução nos trará conhecimento e experiência ou como uma ameaça que demonstra os perigos da vida, essa é a questão mais decisiva tanto para nossa qualidade de vida quanto para a saúde física.

Nossa capacidade de criar as melhores condições de vida – realizando nossas esperanças e sonhos, objetivos e aspirações – depende do controle dos eventos que nós mesmos criamos e daqueles que espontaneamente surgem em nossa vida, como estresses, obstáculos e decepções. Sem a convicção de que temos tal controle, não seremos capazes de lidar com os altos e baixos da vida.

No início da década de 1970 o psicólogo Jay Weiss expôs dois ratos ao mesmo grau de estresse – um choque de moderada intensidade na cauda –, em uma situação na qual somente um deles tinha controle do estresse. Um terceiro rato serviu como comparação e nunca recebeu choque. O primeiro rato aprendeu que, ao girar uma roda, poderia desligar o choque para si próprio e para o segundo rato. Dessa forma, ambos tiveram exatamente a mesma quantidade de estresse, mas um rato podia controlar a situação e o outro, não. Os ratos que não tinham controle da situação desenvolveram úlceras duas vezes maiores do que os que tinham.

A imprevisibilidade está estreitamente relacionada com a impossibilidade de controle da situação. Se os ratos fossem alertados por um sinal sonoro dez segundos antes da aplicação do choque, apresentavam úlceras menos severas. O fato de saber antecipadamente o momento do estresse permitia aos ratos um período "seguro" de relaxamento, reduzindo o desgaste causado pela ansiedade crônica, que é realmente um estado permanente de fuga ou luta.

Pessoas que se sentem com controle de sua vida podem suportar enorme quantidade de mudanças e crescer com isso, enquanto aquelas que se sentem desamparadas dificilmente suportarão. Quase todos nós conhecemos pessoas dos dois tipos. Os tipos verdadeiramente imperturbáveis podem ser representados por James Bond, pois o agente 007 não seria nada se não houvesse constante tensão. Bombas explodem ao seu redor quando ele desce de paraquedas no diabólico reator nuclear do supervilão, enquanto calmamente penteia seus cabelos e ajeita seu blazer. Por outro lado, existem os protagonistas masculinos emocionalmente frágeis, como nos filmes de Woody Allen. Inseguros e implacavelmente pessimistas, os personagens de Allen tendem a desenvolver úlceras quando enfrentam situações como escolher a sobremesa. Os possíveis riscos da sensação de impotência e da repressão emocional não escaparam a Marshall Brinkman e Woody Allen no roteiro de *Manhattan*. Nesse filme Woody Allen representa um homem tipicamente retraído. Diane Keaton, que atua como sua namorada, anuncia que o está deixando por seu melhor amigo. Quando o personagem de Allen parece imperturbável, Diane Keaton fica impaciente, querendo saber por que ele não reage. Ele suspira e lhe diz que não consegue expressar sua raiva. "Em vez disso eu desenvolvo um tumor", diz ele.

O PSICÓLOGO MARTIN SELIGMAN, autor de *The Optimistic Child* (A criança otimista), chama a atenção para o fato de que nossa habilidade para desenvolver o controle começa na infância, quando a mãe reflete e reage às ações de seu filho. A criança ri, a mãe ri. A criança "arrulha", a mãe "arrulha". A criança chora de fome e a mãe lhe dá leite. Através dessa "dança de desenvolvimento" a criança aprende que tem o controle e que isso pode garantir sua sobrevivência.

Crianças pequenas criadas em instituições são privadas desse exercício de desenvolvimento. Elas não têm controle, pois são alimentadas e trocadas em horários bem definidos, e têm pouca interação com as pessoas que cuidam delas. Depois de poucos meses, param de chorar e tornam-se apáticas, olhando fixamente para a parede. No começo, ignoram as pessoas que se aproximam, e, mais tarde, começam a dar gritos agudos. Elas perdem peso, muitas vezes desenvolvem insônia e são mais predispostas a infecções. Muitas morrem antes de completar 3 anos.

Se nenhum controle é possível, a sensação de impotência se instala. Se suas ações e reações não fazem diferença, se você não tem nenhum impacto no mundo, por que se importar? A pessoa que vivenciou a sensação de impotência em uma situação tem maior tendência a sentir-se impotente em outras. Ela ficou condicionada.

Seligman afirma que aprendemos a ficar impotentes, e então o comportamento deprimido resultante se autoalimenta. A impotência é caracterizada por uma desmotivação para reagir às dificuldades da vida e por um estado de espírito negativo que torna difícil avaliar que se tenha feito algo certo quando uma situação foi realmente transformada. Emocionalmente, há ansiedade, visto que se está tentando controlar uma situação imprevisível. Então vêm a depressão e a desistência, quando a situação parece fora de controle.

A resistência: superando a impotência

A vida é repleta de mudanças. O fato de podermos ou não lidar com essas mudanças é o que determina se vamos crescer com a situação ou ser vencidos por ela, se vamos agir como impotentes ou ter esperança. A psicóloga Dra. Suzanne Ouellette (seu nome era Kobasa quando a primeira edição de *Cuidando do corpo, curando a mente* foi publicada) e seus colegas, incluindo o Dr. Salvatore Maddi, estudaram a diferença entre esses dois extremos, começando com uma pesquisa divisora de águas, publicada em 1979. Em estudos com executivos sob o estresse provocado pelo fim de suas companhias, aqueles que mostraram o que os pesquisadores chamaram de personalidade resistente ao estresse eram bem menos inclinados a ficar doentes do que outros, que eram mais fáceis de se estressar. Os três fatores que descrevem a personalidade resistente ao estresse começam com a letra C. São eles: comprometimento, controle e contestação.

- *Comprometimento* é uma atitude de curiosidade e envolvimento com a vida. Aqueles que possuem comprometimento demonstram profundo interesse pelo que se passa ao seu redor, pelas pessoas com quem interagem e por todos os aspectos da vida. Esses indivíduos se dedicam de coração a suas tarefas e relacionamentos – eles não desistem fácil. Caso um conflito se inicie, é mais provável que reflitam em vez de agir por impulso. Eles possuem a chamada "noção de propósito", que os encoraja a buscar significado na vida, nas suas interações e escolhas. Seu oposto é a alienação – um sentimento de não pertencimento. Em um caso extremo, pense nas crianças que foram criadas em instituições e não têm capacidade de se conectar com pessoas ou com o ambiente ao redor. Um exemplo menos extremo pode ser a pessoa que rotineiramente toma o mesmo caminho e raramente vê algo novo. O mundo está sempre mudando, continuamente se renovando, e comprometimento é a nossa capacidade de nos relacionarmos significativamente com as novidades em vez de nos recolhermos a um estado desconectado de identidade.

- *Controle* é o oposto da impotência. É preferir acreditar que podemos influenciar os acontecimentos e ter vontade de agir em vez de sermos vítimas das circunstâncias. A Dra. Ouellette faz considerações muito relevantes sobre o controle. Controle não é sinônimo de que somos onipotentes e podemos criar a situação que desejarmos, uma crença comum, tão amplamente difundida. Pelo contrário, trata-se de um entendimento maduro de que podemos fazer uma diferença positiva no mundo por meio do que a Dra. Oullette chama de "um exercício de imaginação, conhecimento, talento e escolha".
- *Contestação* é a crença de que mudar é a essência da vida, em vez da manutenção do *status quo*. Nas palavras do Dra. Oullette: "Mudanças são oportunidades para crescer, e não ameaças à segurança."*

A resiliência leva a um tipo de atitude *transformadora*, segundo Oullette e Maddi. Pessoas que se comprometem, que acreditam estar no controle e que esperam que a vida siga

---

*Suzanne C. Kobasa, Salvatore R. Maddi e Stephen Kahn, "Hardiness and Health: A Prospective Study", *Journal of Personality and Social Psychology*, 1982, 42(1): 168-177.

continuamente num fluxo criativo têm maior probabilidade de reagir bem a acontecimentos estressantes, pois *aumentam* sua interação com eles, explorando, controlando e aprendendo. Essa atitude transforma o acontecimento em algo menos estressante ao colocá-lo numa perspectiva mais ampla que gira em torno do crescimento pessoal e de dar sentido à vida.

Pessoas sem resiliência – e entre essas estão aquelas condicionadas a se sentir impotentes – têm maior probabilidade de adotar o que Oullette chama de *atitude regressiva*. Assim como as crianças que vivem em orfanatos, pessoas com atitude regressiva fogem do estresse e se abrigam em suas próprias reações emocionais repetitivas. Seu comportamento é o oposto da resiliência. Elas se prendem a uma rotina, se alienam, sentem-se sem forças para mudar os acontecimentos e são, portanto, ameaçadas por qualquer coisa que mexa com suas vidas. Essas pessoas têm maior probabilidade de adoecer quando surgem situações estressantes.

Dr. George Vaillant, psiquiatra de Harvard, num importante estudo publicado no seu livro *Adaptation to Life* (Adaptação à vida), mostrou que a saúde mental é o mais importante fator que afeta a saúde física. Ele analisou dados sobre a vida e a saúde física e mental de um grupo de ex-alunos de Harvard num período de trinta anos. Descobriu que homens com uma conduta imatura perante a vida, semelhante àqueles com uma atitude regressiva, adoecem quatro vezes mais que homens com atitude resiliente.

Estamos, agora, começando a compreender alguns mecanismos subjacentes ao desgaste da saúde devido a atitudes inadequadas frente à vida. Estamos desvendando o intrincado efeito do estresse crônico nos hormônios, neuropeptídeos e no sistema nervoso central, que por sua vez pode afetar cada sistema do corpo, do sistema imunológico ao cardiovascular. Os efeitos do estresse são contrabalançados por uma atitude adequada e também pelo amor e pelo apoio de outras pessoas.

Vaillant descobriu que homens solitários, muitas vezes, tornam-se doentes crônicos quando chegam aos 50 ou 60 anos. É somente através de nossas relações que desenvolvemos a atitude de resistência ao estresse e conseguimos acreditar em nossas capacidades e em nossa bondade interior. A criança solitária não tem condições de tornar-se resistente, e o adulto solitário pode ter problemas em manter as atitudes de resistência.

Na década de 1950, Roseto, uma pequena cidade na Pensilvânia, despertou considerável interesse na comunidade científica devido à sua pequena taxa de mortalidade por doenças coronarianas. Os epidemiologistas começaram a estudar os habitantes de Roseto esperando encontrar um baixo nível de fatores de risco de doenças coronarianas, tais como: fumo, alimentação gordurosa, vida sedentária e obesidade. Eles tiveram uma surpresa. Os habitantes de Roseto não tinham hábitos diferentes dos americanos. Eles tinham fatores de risco similares. Descobriu-se que o fator protetor era na verdade a estrutura social da comunidade. As pessoas tendiam a ficar em Roseto, e, assim, havia entre elas muita proximidade. As pessoas se conheciam, sabiam suas histórias familiares, suas alegrias e tristezas. Em Roseto havia muita gente para ouvir e dar uma ajuda quando se precisava. Na década de 1960, a cidade cresceu e tornou-se mais americanizada e menos familiar, os índices de ataques cardíacos se elevaram ao nível nacional. Nos idos de 1990, os primeiros pesquisadores, utilizando informações de atestados de óbito, investigaram um período de 50 anos da cidade de Roseto, e confirmaram suas teorias. Laços familiares estreitos e comunicação aberta mostraram-se mais importantes para a prevenção de doenças cardíacas do que um estilo de vida saudável.

Há muito tempo se sabe que se pode, literalmente, morrer de "coração partido e sonhos desfeitos". Agora, dados de laboratório estão corroborando esse conhecimento intuitivo. A questão mais premente é, então, como nos aproximarmos de nossos semelhantes – como desenvolver a atitude de comprometimento que nos torna curiosos a respeito da vida e desejosos de nos conectarmos mais profundamente com outras pessoas, com nossos trabalhos e com nosso próprio interior. Como sair da superfície da vida para explorar as maravilhas de seu todo? E como fazer de um jeito vital, fresco e livre – em vez do jeito condicionado que faz com que nos tranquemos no medo em vez de nos abrirmos para o amor?

No centro do processo estão as técnicas que vamos abordar nos próximos três capítulos: a meditação, o controle da respiração e a conscientização, por meio das quais podemos atingir um ponto de equilíbrio interno em que a mente torna-se serena, equilibrada e aberta. Nesse estado de calma, a fisiologia entra na resposta de relaxamento. Os circuitos condicionados negativos são desarmados e a mente fica aberta para a formação de hábitos mais produtivos.

Nos próximos capítulos você vai aprender como atingir esse ponto de equilíbrio, tornando-se consciente dos seus condicionamentos mentais e seu efeito no corpo. Você será capaz de reduzir ou mesmo prevenir as respostas condicionadas automáticas que levam ao estresse e à doença, criando novos circuitos que ativam seu próprio potencial interno de cura. Você aprenderá as atitudes de resistência ao estresse, tornando-se mais curioso e presente no momento e, passando a encarar as situações estressantes como desafios, em vez de considerá-las convites para a impotência e o fracasso.

Um efeito desse programa de cura é a redescoberta dos valores mais importantes na vida: a abertura para o amor, a atitude de perdão em relação a nós mesmos e aos outros e a paz de espírito. Sem paz de espírito a vida é apenas uma sombra de suas ilimitadas possibilidades. As mais lindas paisagens o deixam vazio, se sua mente estiver cheia de preocupações. Mesmo os braços da pessoa amada parecem distantes. Um dos meus professores de meditação exprime isso de maneira muito clara quando diz que todas as experiências da vida são como zeros num número grande. Eles não têm valor sem um dígito à frente deles. Esse dígito é a paz de espírito.

Fora, culpa!

Ao longo dos anos ouvi muita gente dizer que não conseguia parar de se culpar por ficar doente, ou, ainda, que familiares e amigos eram a raiz do problema. Uma antiga paciente chamada Grace, brilhante professora de psicologia, de grande coração, estava convencida que ter câncer de mama era completamente culpa sua. Ela acreditava não ter sido capaz de lidar apropriadamente com o estresse. John, que desenvolvera esclerose múltipla, estava convencido de que, em suas palavras, ele tinha "pedido por isso" ou atraído a doença para si mesmo através de pensamentos negativos. Mas as coisas não são assim tão simples.

Em 1989 eu tive a oportunidade de me apresentar na Primeira Conferência de Medicina Holística e Medicina Convencional em Bangalore, Índia. Entre os conferencistas estava Sua Santidade, o Dalai-Lama. Para o meu deleite, os organizadores queriam fazer um vídeo com uma americana e uma indiana entrevistando a ilustre figura sobre o treinamento budista e suas contribuições para a área de saúde. Eu fui agraciada com o posto de entrevistadora. Minha primeira questão foi a respeito do que o filósofo americano Ken Wilber apelidara de "New Age Guilt" – a ingênua ideia de que nosso modo de pensar é completamente responsável por nossas doenças ou outras circunstâncias da vida.

Sua Santidade respondeu à minha pergunta sobre o que dizer às pessoas que sofrem de tal culpa com seu bom humor e sabedoria característicos. Ele riu e disse algo como "Eu diria para eles não pensarem tão pequeno", então se lançou em uma explicação similar à que estou prestes a dar a vocês.

Embora o estresse e a ansiedade possam prejudicar a imunidade, claramente, não ficamos doentes todas as vezes que ficamos temerosos ou tensos, e algumas pessoas podem ter estresse crônico por anos e permanecerem saudáveis. É bem mais razoável considerar estresse como um dos inúmeros fatores que podem desencadear uma doença. Todos os mecanismos que discuti – os mensageiros hormonais que conectam o cérebro com o sistema imunológico, a reação de fuga ou luta, a imunossupressão e a resposta de relaxamento – funcionam em organismos sujeitos a três outros determinantes do bem-estar: a *hereditariedade*, o *ambiente* e o *comportamento*.

Algumas pessoas são favorecidas pela constituição de seu organismo; seus genes são programados para a saúde e longevidade. Outras, com menos sorte, são geneticamente predispostas à pressão alta, doenças cardíacas, diabetes, esclerose múltipla ou alguns tipos de câncer. Mesmo assim, muitas pessoas com uma doença possivelmente ligada à genética podem viver bem. No meu caso, exercícios, yoga e a resposta de relaxamento contrapuseram-se ao padrão de hiperexcitação de minha família, que favorece a pressão alta e enxaquecas. Para outros, mudar algo no ambiente, por exemplo, a dieta, pode prevenir o aparecimento de enxaquecas ou hipertensão ou alterar o nível da resposta imunológica.

Além da constituição genética, outro fator determinante para a saúde é, naturalmente, o comportamento. Nós decidimos a respeito de nossos hábitos, se fazemos exercícios, o que comemos, se fumamos ou bebemos. A capacidade da mente de criar situações que se tornam reais para o corpo é igualmente importante, mas podemos acreditar nelas ou não. Embora seja uma simplificação excessiva afirmar que o modo de pensar cria sua saúde, ele certamente desempenha um dos papéis principais. Lembre-se, porém, que genética, ambiente e hábitos saudáveis também são importantes – e geralmente determinantes – na equação. A boa notícia é que, independente do que causa a doença, aprender a usar a mente com sabedoria pode melhorar a saúde, reduzir o estresse e ajudar você a virar uma pessoa mais feliz, além de um ser humano mais compassivo.

Em última instância, a culpa nos permite uma falsa sensação de controle. Pensamos: "Se eu tiver uma dieta especial, começar a meditar ou inserir hábitos mais positivos em minha vida, então vou me curar." Embora essas atitudes possam de fato ajudar, nenhuma delas é garantia de sucesso. Como a teóloga Elaine Pagels disse, desde o início dos tempos as pessoas preferem a culpa à impotência. É dessa forma que se sentem no controle. Iniciar uma mudança positiva – o que pode realmente trazer benefícios à saúde – significa amadurecer e tornar-se flexível o suficiente para lidar com as incertezas inerentes à vida. Isso não quer dizer que tudo será sempre do jeito que você desejar, e sim que você conseguirá crescer, mais sábio e compassivo, a cada circunstância.

Talvez a maior inspiração da minha vida sejam meus pacientes, que me ensinaram que curar é mais do que remediar. Embora, praticamente, todos queiram ser saudáveis, especialmente após ficarem doentes, a verdade é que a vida é imprevisível. Pessoas com pouco estresse, hábitos benéficos e pensamento otimista ainda assim ficam doentes. A cura é ótima quando a alcançamos, e, graças à medicina alopática, à medicina integrada e à conexão corpo-mente temos muitas esperanças. Mas a cura pode ocorrer mesmo na morte. Eu não consigo precisar quantos dos meus pacientes com câncer, Aids ou outras doenças graves me disseram que não trocariam por nada o aprendizado da vida e de si mesmos que tiveram, mesmo que estivessem à beira da morte.

Em última instância, cuidar do corpo e curar a mente tem mais a ver com unidade – curar – do que com remediar. Ser completo significa ser um aventureiro flexível, pronto para enfrentar os desafios da vida com comprometimento e curiosidade. É ter um senso de conexão com o todo da vida – outras pessoas, novas ideias, o mundo ao redor. É pensar menos sobre "Eu, mim e meu" e mais sobre como estamos todos conectados na gigantesca teia da vida. É se importar com os outros e fazer o possível para transformar o mundo em um lugar melhor. É reconhecer que a felicidade vive em nós, *independente* de qualquer causa externa, e remover os obstáculos para a paz interior e a felicidade que é nossa por direito, como seres humanos.

Esteja saudável ou doente, seja jovem ou idoso, rico ou pobre, você ainda pode ser feliz e aprimorar sua condição física – é disso que se trata cuidar do corpo e curar a mente.

2
Retomando o controle

O paradoxo do controle é simples. Quanto mais tentamos controlar a vida, menor o nosso domínio sobre ela. Certo verão, eu observava um adorável garoto de 4 anos brincando na praia. Em um momento em que a maré estava baixa, ele havia construído um castelo de areia cercado por um fosso. À medida que as ondas se aproximavam, ocasionalmente uma ou outra se quebrava muito perto, de modo que a água enchia o fosso. A criança estava maravilhada, pois sua invenção funcionava. Porém, conforme a maré continuava a subir, as ondas rodeavam o castelo, ameaçando destruí-lo. O menino começou freneticamente a empilhar areia em frente ao castelo, construindo um dique para desviar a maré. Ele estava preso numa constante luta de destruição e construção.

Alguns passos abaixo, na praia, uma garota aproximadamente da mesma idade começou uma luta semelhante, mas não por muito tempo. Ela logo reconheceu a inevitabilidade da maré e mudou para uma brincadeira de fazer buracos na areia e vê-los encher de água. Quando as ondas destruíam um buraco, ela se virava e começava um novo. A primeira criança acabou ficando com raiva e frustrada, pois seu castelo tinha sido destruído apesar de todo o esforço para controlar as ondas. A segunda criança, por outro lado, havia descoberto uma nova brincadeira. Passou uma tarde duplamente agradável. Ela aprendeu, literal e figurativamente, deixar fluir – a se desapegar.

Não saber quando se desprender e esforçar-se inutilmente para proteger castelos de areia são as maiores causas do estresse e da perda da criatividade. Como vimos no capítulo 1, o sentimento de que estamos no controle é primordial para a saúde. Por outro lado, se tentamos controlar demais, provavelmente vamos acabar como o pequeno garoto na praia. Como resolver esse paradoxo? Desenvolver a discriminação que nos diz quando se segurar e quando se soltar é a chave para escapar dos condicionamentos do passado e responder de modo novo aos desafios da vida. Isto significa ser flexível e autoconsciente. Os japoneses dizem que na tempestade é o bambu, uma planta flexível, que pode se curvar com o vento e sobreviver. A árvore rígida, que resiste ao vento, cai vítima de sua própria insistência em se controlar.

O estresse como oportunidade

É difícil saber se vamos nos comportar bem até que apareça uma situação de estresse. Shakespeare disse: "Quando o mar está calmo, todos os barcos mostram igual capacidade para flutuar." Somente na tempestade eles são testados. Tempestades e lutas, caos e tragédias, sempre foram vistos como mestres de valiosas, embora indesejáveis, lições. Na luta para sobreviver a uma situação estressante, muitas vezes emerge uma nova maneira de ser, mais satisfatória do que a antiga. Todas as religiões e os grandes mitos e fábulas de todas as culturas discutem a mudança e o crescimento através dos arquétipos da morte e do renascimento. A Páscoa é um símbolo de morte e ressurreição e também uma metáfora: escapar de nossos condicionamentos passados ou conceitos obsoletos, e renascer para a liberdade. A fênix que emerge de suas próprias cinzas, a semente que morre para dar surgimento à flor, são, todas, variações do tema da vida como um processo contínuo de crescimento. Um ciclo sem fim de pequenas mortes e renascimentos. São Paulo expôs essa ideia elegantemente no Novo Testamento quando declarou: "Eu morro diariamente."

Por quê, então, nos agarramos tão fortemente ao que é antigo? O que nos impede de nos desprender? Esse bloqueio é medo e falta de fé em nós mesmos e na vida. Se eu desistir de um relacionamento ruim, talvez nada melhor apareça. Se eu procurar um novo emprego, pode ser que só consiga outro pior. Se confio nas pessoas, pode ser que me machuque e me desaponte. É o medo que se mascara como necessidade de controle e nos tira a chance de sermos livres.

A maioria das pessoas não gosta de pensar no sofrimento e na dor. Somos otimistas, inclinados a pensar no futuro como um desenrolar de promessas sem-fim. Em geral, evitamos a dor até que nos incomode tanto que não possa mais ser ignorada. Já a filosofia budista gira em torno da inevitabilidade do sofrimento na vida humana. A primeira das Quatro Nobres Verdades simplesmente declara que a vida é sofrimento (insatisfatória). As outras discutem como as atitudes criam sofrimento e preparam o caminho para o entendimento de como elas podem ser modificadas.

A capacidade de encarar a mudança com uma atitude resistente ao estresse, permitindo que ela seja uma oportunidade, e não uma ameaça, pode ser conquistada por qualquer pessoa que queira aprender. Aqui está como começar.

Primeiro passo: A vontade de ser consciente

Minha mãe uma vez me garantiu que ignorância é sinônimo de felicidade. Aquilo sobre o qual você não pensa não pode feri-lo. Esse estilo de lidar com as coisas é, sem dúvida, muito popular, mas é uma boa descrição de uma atitude regressiva que mantém o estresse e impede o comprometimento – e mesmo a diversão – com as mudanças que a vida inevitavelmente traz.

As pessoas fazem tudo o que podem para viver confortavelmente. Ninguém cria sofrimento conscientemente. As paredes de proteção que construímos contra a tomada de consciência do nosso sofrimento parecem uma boa ideia. O problema é que elas nos mantêm prisioneiros de nossas próprias concepções incorretas. As crianças geralmente têm medo do escuro porque confundem coisas inofensivas, como a sombra de uma camisa pendurada no encosto de uma cadeira, com monstros horríveis. Algumas têm a coragem de acender a luz e olhar. Essas têm sorte. Outras podem gritar por ajuda, e essas também se libertam de suas ilusões. Mas aquelas que preferem se esconder sob as cobertas, com medo até de respirar, estão na pior situação. Elas são prisioneiras de sua própria imaginação.

Quando crescemos, não é tão fácil esconder-se debaixo das cobertas. Em vez disso, aprendemos a nos esconder de nós mesmos, de nossos pensamentos e sentimentos ameaçadores. Isso é mais facilmente conseguido pela distração, aprendendo a ignorar os maus sentimentos e pensando em outras coisas. Algumas pessoas fazem isso tão bem que nem conseguem lembrar-se dos sentimentos ameaçadores. Essa negação é o berço no qual o medo cresce. O medo faz o corpo ficar tenso. A mente responde produzindo associações mentais relacionadas com a tensão. Assim, as distrações que se formam provavelmente serão inquietações e medos a respeito de outras coisas.

Uma de minhas pacientes, uma mulher chamada Nancy, estava numa terrível fase do casamento, mas não podia admitir isso para si mesma. Seu marido era alcoólatra. Estava frequentemente retraído e mal-humorado, raramente se dirigia afetivamente a ela e às crianças. Nancy há muito desistira de falar com ele a respeito da bebida, desde que ele a tinha chamado de ranzinza e dito que ela é que era problemática.

Apesar disso, eles ainda se importavam um com o outro. Ela sentia-se impotente e amedrontada, mas racionalizava a situação, escondendo seus verdadeiros sentimentos. Quando conversamos a respeito de seu marido, ela disse que ele não bebia tanto assim. Disse que era muito bom pai, um profissional respeitado, uma pessoa de bom coração. Estavam casados há vinte anos, muito mais tempo que a maioria de seus amigos. Ela havia escondido seu medo e sua raiva muito profundamente, o que gasta muita energia. Esta é a negação, o equivalente psíquico a puxar a coberta sobre a cabeça. O preço que ela pagava era um estado de tensão crônica que se manifestava de duas maneiras: fisicamente, como dor de cabeça, náusea e insônia, e psicologicamente, como comportamento compulsivo.

Nancy, que parecia cansada e mais velha que seus 45 anos, estava constantemente preocupada com seus filhos adolescentes. Eles eram ótimas pessoas, mas uma ladainha sem-fim de preocupações corria por sua mente sem parar. E se eles sofressem um acidente de carro, se envolvessem com drogas, fossem assaltados, estuprados, desapontados, ficassem doentes e assim por diante? Ela não conseguia se desligar de seus medos quando se deitava para dormir. Pegar no sono tornou-se um problema sério. Tentava controlar todas as idas e vindas dos filhos. Foi somente o mal-estar físico que a fez procurar ajuda e abrir-se para a compreensão de como sua atitude regressiva estava lhe custando, não só a saúde como também a paz de espírito. Só então foi capaz de aprender o que realmente significava ter controle e assumir a responsabilidade por seu casamento.

Preocupações se manifestam tanto mental como fisicamente, em uma estrutura perfeita para a criação de um círculo vicioso. Pensamentos inquietantes, conscientes ou reprimidos, como os de Nancy, criam tensão através da resposta fisiológica de fuga ou luta. A tensão física tende a estreitar nosso foco mental e tendemos a nos preocupar mais. O ciclo torna-se autônomo e é possível se preocupar com tudo. Pessoas inveteradamente preocupadas gastam pouco tempo pensando nos problemas presentes. Em vez disso, focam em séries infindáveis de memórias e de fantasias sobre o futuro. Alguns se tornam supersticiosos, e a preocupação se transforma num talismã que impede que coisas ruins aconteçam. É tremendamente cansativo estar sempre espreitando o perigo, pois nossa mente pode criar novos medos sem qualquer fundamento. A tomada de consciência de nossos medos é o primeiro passo em direção à quebra do esquema de preocupação e supercontrole. O segundo passo é mudar o esquema mental que nos condiciona a ter medo e libertar nosso poder inato de cura.

Segundo passo: Liberando o médico interior

A vida, naturalmente, tende para a integridade e o crescimento. Até as rachaduras das calçadas nas cidades abrigam sementes que farão tudo o que puderem para germinar, apesar das circunstâncias. Quando nossa energia está bloqueada em preocupações desnecessárias ou em um estado de "fuga ou luta", estamos nos opondo à natural tendência ao crescimento e ao equilíbrio. Aqui é onde entra a resposta de relaxamento.

A sua fisiologia, por si mesma restauradora, ao criar um estado de baixa excitação do sistema nervoso simpático diminui muitos sintomas causados ou agravados pelo estresse. Ela age de duas maneiras: como um medicamento, a resposta de relaxamento tem um efeito direto no corpo e efeitos colaterais. Esses efeitos resultam em uma tomada de consciência, que nos ajuda a vencer nossos condicionamentos.

A meditação é a maneira pela qual aprendemos a chegar à resposta de relaxamento e a ficar conscientes de nossa mente e do modo como nossas atitudes produzem estresse. Essa capacidade de observar nossa própria mente leva à resistência ao estresse. Questionar os significados da vida desenvolve a curiosidade a respeito das coisas e leva a uma atitude de *comprometimento*. Ao ensinar a mente a tomar consciência e a se desligar, a meditação nos treina para a responsabilidade e o *controle* apropriado. Ao facilitar a emergência de novas atitudes, desenvolvemos a compreensão de que é melhor abordar as ameaças da vida como *oportunidades* para o crescimento.

Além de aumentar a resistência ao estresse, a meditação, ao acalmar a mente, libera também o nosso "médico interior", de tal modo que a sabedoria própria do corpo possa ser ouvida. Meu ex-marido, Miroslav, conta uma história de quando ele emigrou para os Estados Unidos com cerca de 7 anos. Logo que chegaram, uma menina de 5 anos se dirigiu a uma banca de laranjas e comeu três ou quatro em poucos minutos, um avantajado lanche para uma menina tão pequena. Ela havia enfrentado difíceis condições físicas e emocionais durante a longa viagem, que criaram a necessidade de vitamina C. Há muito tempo os cientistas sabem que crianças cujo apetite não foi embotado por alimentos ricos em açúcar e gordura preferirão uma dieta balanceada. Esta é a sabedoria do corpo.

Outras vezes o corpo pode necessitar de exercício, descanso ou contato físico. Quando a sabedoria interna do corpo é obscurecida devido a preocupações, o resultado é semelhante a ter o apetite embotado por doces, de modo que não podemos ouvir as prescrições de nosso médico interior. A meditação, através de sua capacidade de nos ajudar a guiar a mente, restaura a capacidade de ouvir nosso interior, permitindo-nos fazer escolhas mais saudáveis e criativas.

Quando estamos sintonizados com a mente, ouvindo o que se passa por ela, tomamos consciência de uma insistente conversa com nós mesmos. Esse diálogo interno é a torrente sem-fim de pensamentos comentando nossas experiências. Muitas vezes estamos mais sintonizados nos comentários do que no que está realmente acontecendo, e como resultado perdemos o momento presente. Vivemos em variações infindáveis de velhas reprises mentais. Se uma vez ficamos com medo num beco escuro, é possível que sintamos sempre medo em becos escuros, mesmo que não haja motivo. Logo que a mente vê um beco, ela reprisa velhas gravações de medos e dúvidas.

Independente da realidade, medo e dúvida são o que sentimos. Como o nosso repertório de experiências passadas é muito grande, o diálogo interno tem material sem-fim para moldar uma descrição lógica do mundo.

Você sente dificuldade de se lembrar do nome de uma pessoa logo após ser apresentado? A maioria das pessoas tem. Em vez de prestar atenção ao nome da pessoa, você pensa nas coisas que vai dizer, se está muito perto para atingi-la com seu mau hálito, se ela vai gostar de você, se você vai gostar dela, quão grande é o seu nariz, qual a cor da roupa que ela está usando e assim por diante, uma variação sem-fim. Esses pensamentos ocorrem sem que você tenha consciência; você está "perdido em pensamentos" e não se acha "presente" ao que realmente está acontecendo, e, por isso, não ouve o nome.

Todos nós vivemos momentos semelhantes. Passamos pela saída da rodovia sem perceber, ou abrimos a porta da geladeira e não conseguimos nos lembrar do motivo. Estamos literalmente fechados para balanço – e infelizmente muitas vezes atolados num monte de lixo de preocupações, medos, queixas e dúvidas.

O primeiro passo para nos tornarmos conscientes é aprender a perceber o panorama em constante mudança de pensamentos, sentimentos e percepções que congestionam a mente e ocultam o médico interior. Perdidos nesse diálogo interno, estamos apenas parcialmente acordados, como sonâmbulos na nossa jornada pela vida.

Para desenvolver o estado de percepção interior, para testemunhar e se desligar dos velhos diálogos, precisamos de um ponto de observação. Se você sai de barco para observar as ondas mas se esquece de lançar a âncora, logo será arrastado para alto-mar. Assim também ocorre com a mente. Sem uma âncora para mantê-la no lugar, ela será arrastada pela torrente de pensamentos e perderá a capacidade de observar o que está acontecendo. A prática da meditação, que acalma o corpo através da resposta de relaxamento e fixa a mente usando a atenção como âncora, é o instrumento mais importante para a autocura e a autorregulação.

Meditação é estar aqui agora

Pense em uma situação da qual realmente goste. Talvez seja um dia quente de verão e você esteja andando por um bosque em direção a um pequeno lago situado perto de um prado verdejante. As flores e a grama cor de esmeralda criam uma tapeçaria magnífica, com textura e cores vivas. A brisa perfumada e refrescante afaga suavemente seus cabelos. Entrando lentamente no lago, saboreando cada passo, você finalmente mergulha, tornando-se um com a indescritível e sutil essência da água pura e cristalina. Ah... O mundo para por um momento. Não mais preocupado com trabalho, relacionamentos, contas a pagar, compras a fazer ou qualquer outro pensamento, você experimenta a entrega total. Isso é comprometimento. Você está vivendo o momento.

Sally, uma das minhas pacientes, perdeu o interesse pela vida sexual, porque esquecera como estar presente no momento. Perguntei o que ela experimentava na sua mente na hora em que fazia amor. Sally disse-me que ela e o marido faziam amor aos sábados de manhã. Em sua mente, ela usualmente estava atribulada, fazendo a lista das tarefas do dia. Ela trabalhava a semana inteira, e o domingo era o dia de ir à igreja e visitar a família. Sábado era o dia de fazer compras, lavar roupas e outras tarefas. Uma vez que sua mente estava na lavanderia, não havia espaço para desfrutar os prazeres do sexo.

Para voltar a ter uma boa vida sexual Sally teve de tomar consciência das causas de seu problema: o horário que ela e o marido tinham escolhido e a maneira como sua mente reagia. Ela abordou o problema não só mudando o horário, mas também preparando sua mente através da meditação para aprender a soltar-se e entregar-se à experiência. *Agir quando necessário e resignar-se quando nenhuma ação é possível são os dois caminhos da resistência ao estresse.*

Uma vez que todos temos períodos de concentração – como quando cuidamos de nossas finanças ou assistimos a um evento esportivo –, o estado de meditação é bastante familiar para todos nós. Ele acontece sempre que estamos inteiramente comprometidos com o que fazemos. Em todos esses casos, uma mudança ocorre entre o que está em primeiro e em segundo plano na mente. Pense como se sente quando realmente está fazendo alguma coisa no momento presente. Pode ser nadar, ler um bom livro, fazer amor, plantar flores ou qualquer coisa que prenda sua atenção. *Pare um minuto e relembre a sensação.* Paz de espírito, não é?

Nesse momento, a mente não está focada na lista de coisas que *precisam* acontecer para que possamos ser felizes, nem recitando a lista de coisas terríveis que *poderiam* acontecer para roubar nossa felicidade. Ela relaxou para *apenas ser*. Esse é o estado meditativo que desencadeia a resposta de relaxamento. É uma presença pacífica e alerta. Como vamos discutir no capítulo 4, o estado de paz que todos estamos procurando está presente o tempo todo. O problema é que não podemos desfrutá-lo enquanto nossa mente está em estado de agitação. *Eis o grande segredo.* Coisas externas – sexo, comida, até mesmo beleza natural – não geram paz e felicidade. Elas focam a sua mente para revelar o que já está dentro de você. Imagine uma pérola no fundo de um lago raso. Quando a água está calma, a pérola é visível, já quando a água está agitada, ela não é visível. Mas está sempre lá, esperando a areia assentar. É isso que a meditação faz, permite que a água se acalme.

Aprender a meditar é como aprender a fazer qualquer coisa. A primeira condição é a motivação, sem a qual não há a energia necessária. Para a maioria de nós isso não é problema. Estresse, dor, sofrimento e ausência de paz de espírito são circunstâncias adversas que podem tornar-se oportunidades, porque nos levam a mudar. A segunda condição é o esforço. Você precisa praticar para aprender. Ler uma dúzia de livros não se compara a uma semana de prática. No mínimo, dez a vinte minutos por dia são necessários para pegar o jeito de meditar. A terceira exigência é a determinação. Em geral, as pessoas abandonam qualquer coisa quando decidem que nunca serão boas no que estão fazendo. Meditação não é exceção. Como você está focalizando sua mente, o que nota, primeiro, é a sua turbulência, bem como seus momentos de paz. Se interpreta a turbulência como "Eu não consigo fazer isto", a mente terá vencido usando um dos seus truques favoritos, sobre o qual você vai ler no capítulo 6.

RECORDO A ÉPOCA em que comecei a aprender a fazer *jogging*. Eu estava completamente fora de forma. Meus pulmões tinham pagado tributo a dez anos como fumante inveterada. Além disso, eu vinha de uma família na qual ninguém nunca ouvira falar em exercício; nossa ideia de condicionamento cardiovascular era aumentar a frequência cardíaca com café e cigarros! No começo o *jogging* foi uma tortura. Cada passo era uma prova de que eu não fora feita para exercícios. Eu me animei, no entanto, pela recordação de um programa de televisão que mostrava uma mulher idosa que aprendera *jogging* e agora corria 60 quilômetros por semana. Ela começara correndo uns poucos passos até sua caixa de correio. Em seguida, corria na rua e, depois, andava para recuperar a respiração. Em poucos meses ela conseguia correr 1 quilômetro, a seguir 2, até que chegou a correr 10.

Fiquei impressionada. Eu era mais jovem e muito mais magra; não tinha desculpas. Quando comecei a correr, meus pulmões ardiam e as pernas doíam. Minha mente dizia: "Joan, todos os Zakon [meu sobrenome de solteira] têm pulmões pequenos, você nunca será capaz." No entanto, eu tinha uma arma secreta, porque sabia como meditar e vencer a batalha da mente, ignorando-a. Em cada inspiração eu repetia a frase "Se ela pode fazê-lo", completando, a cada expiração, "eu também posso". E pude. Em poucos meses, mesmo fora de forma, eu conseguia correr 7 quilômetros.

Lembre-se, *quando estiver praticando, apenas faça-o; não desanime*. Sua mente levou anos para organizar todo o seu estoque de estratagemas e preocupações. Levará tempo para desmontá-los. *Não avalie seu desempenho*. Como um corredor principiante, você deve pensar "Ótimo, eu consegui", e não "Foi um ótimo *jogging* ou péssimo". Foi um *jogging*, e pronto.

VOCÊ JÁ SABE que meditação nada mais é que fixar a atenção no presente. Isto é exatamente o que eu estava fazendo no exemplo do *jogging*. Em vez de perder-me nas queixas de minha mente, focalizei a respiração, que é um foco neutro e está conosco em todos os momentos do dia. A respiração é uma âncora ou foco comum a muitas formas tradicionais de meditação. Para fixar a mente mais firmemente ainda, uma palavra ou frase muitas vezes é acrescentada e repetida silenciosamente em cada tempo da respiração. "Se ela pode fazê-lo... eu também posso" é um bom exemplo de uma frase-foco, muitas vezes chamada de mantra, usada na meditação. Os mantras são como vassouras, varrendo a mente de outros pensamentos.

Palavras para se concentrar podem ser sons neutros e sem sentido ou frases com significado. No livro do Dr. Herbert Benson, *Beyond the Relaxation Response: The Faith Factor* (Além da resposta de relaxamento: o fator fé), ele escreve sobre o poder das crenças de uma pessoa e como elas dão apoio à prática da meditação. Quando o Dr. Benson pesquisou a literatura mundial, religiosa ou não, a respeito de instruções sobre meditação, ele encontrou uma tradicional abordagem japonesa que usava a contagem como foco. Você inspira e expira enquanto conta um. Na próxima respiração muda para dois e assim por diante, até dez. Então conta de trás para a frente até um nas próximas dez respirações.

Quando o Dr. Benson tentou isso em um experimento de laboratório com estudantes voluntários, ele obteve um resultado inesperado. Os estudantes ficavam tão frustrados quando repetidamente se perdiam na contagem, que não conseguiam desencadear a resposta de relaxamento. Tudo o que ele pôde medir foi a ansiedade dos voluntários. Ele, então, disse aos estudantes para esquecerem a contagem e se fixarem na palavra *um*. Inspire e expire e repita *um* a cada expiração. Isso funcionou bem, e ele conseguiu documentar os efeitos fisiológicos da meditação.

No entanto, uma mesma palavra ou pensamento não será apropriado para todo mundo. Tome o exemplo de Alan, meu primeiro paciente. Ele era executivo de uma firma de computação, e foi à clínica para aprender a resposta de relaxamento para contrabalançar as náuseas e os vômitos causados pela quimioterapia para câncer que estava recebendo. Fechamos os olhos e pedi a ele que relaxasse o corpo. Disse-lhe para apenas seguir a respiração e repetir a palavra *um* em cada expiração. Após alguns minutos, percebi que sua respiração estava mais rápida que antes, e quando abri os olhos vi que os músculos de sua face estavam tensos. Parei a meditação e perguntei o que estava acontecendo. Ele me disse que o número *um* era o logotipo de sua firma e que pensar nele fazia-o ficar ansioso devido ao trabalho perdido, sua doença e muitas outras coisas. Por isso, escolhemos outro foco, algo que evocasse uma sensação de paz. Assim, ele finalmente conseguiu relaxar.

Algumas pessoas preferem um som neutro. Para elas a palavra *um* funciona bem. Sons com *mmm* e *nnn* são tradicionalmente usados em meditação porque evocam associações agradáveis, como as de relaxamento e prazer. Outros preferem uma frase com sentido. "Paz", "amor" e "relaxar" são escolhas frequentes. Outros ainda usam palavras ou uma frase de uma oração que seja conhecida, ou uma que venha sincera e espontaneamente.

Quando ainda dirigia a Clínica Corpo-Mente, uma paciente escolheu "Amado Senhor" na inspiração e "Eu me rendo à sua graça" na expiração. A paz gerada quando ela meditava com esse foco era palpável na sala. O poder e a beleza de sua fé eram engrandecidos pelo fato de fazer de Deus seu único foco. Esta é a razão para o uso religioso da meditação. Pensamentos sobre Deus, quando trazidos para o primeiro plano, são muito mais poderosos que quando misturados às preocupações do dia a dia. O uso da meditação no esporte e no treinamento da criatividade é semelhante. Uma ligação mais forte com as tarefas a serem realizadas pode ser obtida com a mente concentrada.

Algumas formas orientais de meditação tradicionalmente usam palavras ou frases-foco chamadas mantras. Um mantra é uma palavra com um significado espiritual. Por exemplo, a palavra *Om* em sânscrito tem o mesmo significado da palavra *Verbo* no cristianismo. Ela se refere ao som ou vibração primordial a partir do qual o universo foi criado. Neurofisiologistas poderiam dizer que ela é uma boa palavra para meditação porque a mente a associa com coisas agradáveis: *mmm* é o protótipo do prazer.

A escolha da palavra-foco é assunto para uma real contemplação. Se você for religioso, poderá escolher uma palavra ou frase da sua própria religião. Se não for, escolha algo que tenha um significado importante para você. Pode ser qualquer coisa. Um paciente muito tenso escolheu um foco perfeito para lembrá-lo da mudança de prioridades que era necessária para a sua saúde. Ele repetia *"meu"* ao inspirar e *"tempo"* ao expirar.

Se não conseguir encontrar um foco próprio, poderá tentar o antigo mantra sânscrito *Ham Sah*. Supõe-se que ele imite o som da inspiração e da expiração. Ele é chamado de mantra natural, pois continua dia e noite sem parar. É preciso apenas se sintonizar com ele. *Ham* significa "Eu sou" e *Sah* significa "Isto". *"Isto"* é visto como a parte da mente que presencia toda a nossa experiência ou a própria consciência. Vamos explorar esse tópico em profundidade no capítulo 4. Se você for religioso, poderá imaginar essa consciência interior como uma conexão com Deus. Se não for, pode considerá-la como uma tomada de consciência ou como o poder da mente de se sobrepujar, através da auto-observação.

O processo da meditação

1. *Escolha um lugar tranquilo onde você não possa ser perturbado por ninguém, nem pelo telefone.* Isto também se refere a animais, pois se você tem um cachorro ou um gato eles, inevitavelmente, irão procurar um lugar no seu colo. Por isso, dê um jeito de colocá-los em outro lugar.

Muitas pessoas costumam estar à disposição de todo mundo; esse é um momento em que você não está à disposição. *Você precisa de tempo para si mesmo.* Se não tem tempo para si mesmo e sempre dá prioridade a outras coisas, você nunca será feliz nem fará os outros felizes.

Temos uma regra para meditação em nossa casa: nunca perturbe, a não ser em caso de emergência. É simplesmente isso. Esse é o seu tempo. Tempo que toma para recarregar e para estar presente na própria vida, um milagre que normalmente passa despercebido.

2. *Sente-se em uma posição confortável e equilibrada*, com as costas retas e as pernas e os braços descruzados, a não ser que prefira sentar de pernas cruzadas em uma almofada no chão. Endireite-se a partir dos quadris, para que sua espinha fique alongada e confortável. Agora imagine que você está fechando suas asas às costas. Seu peito abre, para que sua respiração possa ser profunda e relaxada.

3. *Feche os olhos.* Isso facilita a concentração, em primeira instância. Mas se você se sente melhor de olhos abertos, existem duas escolhas: pode mantê-los relaxados e semiabertos e focar o olhar em um ponto neutro próximo, ou pode abri-los e olhar para o céu ou o horizonte. Isso pode ajudar bastante a criar comprometimento com uma perspectiva mais ampla, que seja íntima e inclusiva, mas que não estimule pensamentos acerca de sua vida.

4. *Relaxe os músculos em sequência, da cabeça aos pés.* Isso ajuda a quebrar a conexão entre pensamentos estressantes e tensão no corpo. Eis aqui um guia para relaxar seus músculos. Pare para praticar agora mesmo. Vamos usar seus ombros como um exemplo para soltar todas as partes do corpo com a respiração:

- Imagine um guarda-chuva em sua barriga que se abre ao inspirar e se fecha ao expirar, ou pense em um pássaro abrindo e fechando suas asas graciosamente.
- Assim que você conseguir sentir a respiração como uma consequência física da expansão e do relaxamento, busque relaxar os ombros durante a expiração. Eles devem ficar visivelmente relaxados.
- Respire mais algumas vezes, e note como seus ombros relaxam e descem cada vez mais quando você respira, consciente da intenção de se desfazer da tensão nos músculos.

A força da gravidade está sempre presente, encorajando-nos a relaxar, mas se não tivermos consciência da tensão não poderemos relaxar. Note como estão seus ombros agora. É possível soltá-los ainda mais, cooperando com a gravidade e com sua própria expiração? Cada expiração é uma oportunidade para se soltar.

Agora que você já conhece os passos, pode fazer isso conscientemente com todo o corpo. Começando pela testa, tome consciência da tensão à medida que inspira. Relaxe toda a tensão enquanto solta o ar, assim como fez com os ombros. Passe pelo corpo inteiro dessa maneira, vindo de cima para baixo, pelos olhos, mandíbula, pescoço, ombros, braços, mãos, tórax, parte alta das costas, meio das costas, boca do estômago, parte baixa das costas, barriga, pelve, região glútea, coxas, panturrilhas e pés. Isso leva apenas de um a dois minutos e você ficará cada vez melhor com a prática. Dar atenção a seus principais músculos e fazê-los relaxar é umas das sensações mais agradáveis e interessantes que você vai experimentar. Então preste atenção no que está sentindo. Entre em sintonia e aproveite.

5. *Tome consciência de sua respiração.* Consciente disso ou não, você está respirando o tempo todo. No próximo capítulo vamos começar a abordar o controle da respiração, como uma boa maneira de desencadear a resposta de relaxamento. Para a meditação, no entanto, *deixe a respiração acontecer por si mesma*. Você pode notar que sua respiração torna-se lenta e superficial à medida que a meditação progride. Isso se deve aos efeitos fisiológicos da resposta de relaxamento, ao fato de que o corpo necessita de menos oxigênio porque seu metabolismo está mais lento.

6. *Repita sua palavra-foco silenciosamente no ritmo da respiração.* Você pode escolher uma palavra ou frase para repetir só na expiração, ou uma frase que seja dividida, uma parte na inspiração e outra na expiração. No caso de *Ham Sah,* apenas ouça sua respiração imaginando que ela soa como *Ham* na inspiração e *Sah* na expiração.

7. *Não se preocupe com seu desempenho.* Quando você começa a ficar preocupado se está fazendo certo, muda da meditação para a ansiedade. Sem dúvida, isso ocorrerá muito no começo;

é o hábito da mente de questionar e criticar seu próprio desempenho. Se notar essa tendência, tente *registrá-la*, em seguida solte-se e volte para a respiração e seu foco, que são suas âncoras nas turbulências da mente.

Sua mente não vai parar por mais do que alguns segundos de cada vez, se tanto, por isso não espere que ela o faça. O que acontece é que aquela parte sua que é capaz de observar ou testemunhar os truques da mente está se exercitando. Toda vez que notar que estava perdido em pensamentos, tente definir onde estava, por exemplo, *pensando,* ou *com raiva,* ou *julgando,* e então relaxe, voltando para a âncora. Dessa maneira você começa a treinar a mente a tomar consciência, o antídoto da negação. A tomada de consciência desenvolvida na meditação começará a funcionar na sua vida, proporcionando-lhe muito mais opções de como reagir às situações e restaurando a capacidade de aproveitar a vida. Na meditação há duas escolhas básicas: observar o movimento do pensamento como um observador neutro, ou se soltar e voltar para a respiração. Inevitavelmente, você fará ambas.

A queixa mais comum a respeito da meditação é "Eu não consigo fazer minha mente parar de vaguear". Tudo bem, não tente. Apenas procure trazê-la de volta para a concentração na respiração e no seu foco, toda vez que notar suas divagações. São Francisco tinha uma ótima observação acerca das divagações do pensamento: você não pode impedir que os pássaros sobrevoem sua cabeça, mas pode impedir que façam ninho em cima dela. Tente apenas isso. Deixe os pensamentos irem e virem como se fossem pássaros passando pelo céu azul de sua mente desanuviada. O azul límpido que você vai perceber quando os pensamentos se acalmarem é a paz. A paz da mente.

8. *Pratique pelo menos uma vez por dia durante dez a vinte minutos*. Lembre-se que a prática é indispensável para o progresso em qualquer atividade. Na meditação seu objetivo é

duplo. A sessão de meditação, em si mesma, é o objetivo. Na realidade, o processo é o produto. Seu único objetivo é sentar e fazer a meditação. Mesmo que a única coisa que você esteja fazendo, aparentemente, seja perseguir sua mente para prendê-la de novo, mesmo assim, extraordinariamente, a resposta de relaxamento estará provavelmente ocorrendo. Muito antes que os pacientes pensem que "sabem como fazê-la", eles começam a notar que estão mais tranquilos de forma geral e que seus sintomas começam a melhorar. O segundo objetivo é que, naturalmente, meditar se torna mais fácil e mais profundamente tranquilizante com a prática.

Se puder sentar-se duas vezes por dia durante dez a vinte minutos, melhor ainda. Os melhores momentos são de manhã cedo, antes do café, depois do banho ou da ginástica, se você a pratica, ou antes do jantar. Os únicos períodos que devem ser evitados são quando estiver cansado – simplesmente porque meditação é um exercício de concentração e, se estiver cansado, você pegará no sono – e também logo após uma refeição pesada, pois o processo da digestão torna as pessoas sonolentas.

Releia as instruções e medite por
dez a vinte minutos antes de continuar lendo.

A experiência da meditação

A pessoa que começa a meditar tem uma ou mais dentre três experiências básicas: relaxamento, sono ou ansiedade. Vamos dar uma olhada em cada uma delas à medida que você revê sua própria experiência de meditação.

Relaxamento

A maioria das pessoas experimenta pelo menos alguns minutos de relaxamento durante a meditação. É fácil entender o porquê.

Nesses momentos, quando a mente relaxa e o diálogo interno diminui, o que sobra é a experiência de apenas estar presente. Mesmo quando a experiência é simplesmente observar a respiração e repetir um foco, ela leva a uma sensação de relaxamento e paz, porque esse é realmente o estado básico de nossa natureza. Experimentamos paz toda vez que nossa mente diminui seu ritmo. Como nem sempre podemos nadar, trabalhar no jardim ou fazer qualquer outra atividade favorita que diminua o ritmo da mente e nos dê paz, a meditação torna-se uma espécie de "miniférias portáteis", que podem ser sempre aproveitadas. Como veremos nos próximos capítulos, a meditação não precisa ficar restrita a períodos de dez ou vinte minutos, mas pode ser praticada por um ou alguns minutos, a qualquer hora do dia. Além disso, qualquer atividade pode ser tomada como se fosse meditação. *O objetivo final da meditação é tornar-nos constantemente conscientes do que estamos experimentando, de maneira que o relaxamento e a paz de espírito tornem-se a norma e não a exceção.*

Sono ou sonolência

Aprender é uma questão de associação. Quando fechamos os olhos com a intenção de relaxar, o sono é a resposta condicionada que o corpo conhece melhor. De fato, não conseguimos pegar no sono até que relaxemos. Esta é a razão por que preocupações ou excitamento, muitas vezes, provocam insônia. Portanto, é comum cairmos no sono ou pelo menos ficarmos sonolentos quando começamos a aprender a meditar. A maneira de evitar que isso ocorra é manter a coluna ereta e não ficar numa posição demasiadamente confortável. A não ser que tenha um problema físico que torne impossível meditar sentado, não medite deitado. Isto será, definitivamente, um convite para o sono. Com o tempo, o corpo torna-se de tal maneira recondicionado que o sono já não será uma resposta automática para o relaxamento de olhos fechados. Torna-se mais fácil manter um estado de relaxamento e concentração.

No entanto, se você tem dificuldade de pegar no sono à noite, meditar ao deitar-se é uma boa ideia. A maioria das pessoas acha que a meditação é uma grande ajuda para pegar no sono e dormir mais tranquilamente. Mesmo se costuma adormecer poucos minutos após deitar, é uma boa ideia meditar sempre, porque o sono torna-se muito mais calmo.

O estado de sono é variável. Todo mundo já viveu a experiência de dormir por oito horas e acordar completamente descansado na maioria das vezes, mas exausto em alguns casos. Parte disso tem relação com o que acontece durante os períodos de movimentos rápidos dos olhos, ou sono REM (*rapid eye movement*), quando você está sonhando. Como o corpo não consegue distinguir o que realmente está acontecendo do que é imaginado durante o sono ou mesmo acordado, o organismo sente o que aconteceu no estado de sono. Se seus sonhos forem inquietantes, tensos ou perturbadores, eles afetarão o quanto você se sente descansado ao acordar.

Nunca vá dormir ouvindo rádio ou televisão. Já não é muito bom ter de enfrentar o que sua mente imagina, acrescentar as fantasias negativas dos outros, captadas na televisão e particularmente em alguns programas de rádio, é ainda pior. Como vamos discutir no capítulo 4, o consciente e o inconsciente estão muito próximos na hora de adormecer e durante a meditação, e por isso ficamos particularmente receptivos a influências perturbadoras nesses momentos. Se você realmente precisar ouvir rádio, ouça música tranquilizante.

Se acordar durante a noite, tente meditar para dormir de novo. Contar carneirinhos, você agora pode perceber, é uma forma de meditação. Meditar durante períodos regulares ao longo do dia fortalece os "músculos mentais" do relaxamento, tornando mais fácil colocá-los em uso quando você precisar focalizar a mente e relaxar, de maneira que possa pegar no sono. Cerca de metade das pessoas que iam à Clínica Corpo-Mente tinham distúrbios do sono. Sentiam dificuldade de pegar no sono ou de continuar dormindo, ou acordavam muito cedo e não voltavam a dormir. Um número significativo conseguia dormir bem de novo após algumas semanas de prática de meditação.

Se você tem problemas de insônia, há algumas dicas. Primeiro, abandone bebidas que contenham cafeína. Você vai ficar surpreso com a melhora do sono. Segundo, jamais use bebidas alcoólicas para ficar sonolento. Algumas horas após beber há uma fase de excitamento do sistema nervoso simpático, muito semelhante à resposta de fuga ou luta. Essa alteração no sistema nervoso, muitas vezes, acorda as pessoas com a sensação de ansiedade e inquietação. Terceiro, tome cuidado com comprimidos para dormir. Evite ir além de um uso temporário em caso de extremo estresse. O corpo se habitua rapidamente com a maioria dos soníferos e requer doses progressivamente maiores para obter o mesmo efeito. A ressaca matinal atrapalha a capacidade de concentração e alimenta o ciclo de estresse e tensão que os medicamentos tinham como finalidade interromper. Se estiver viciado em comprimidos para dormir, consulte seu médico para fazer um esquema de abandono gradual da medicação, substituindo-a pela meditação. Quarto, se você acordar à noite e não conseguir dormir de novo em 15 minutos, levante-se e medite. Isso vai transformar tempo inútil em uma oportunidade de descansar profundamente. Alguns dos primeiros experimentos realizados pelo Dr. Benson mostraram que o metabolismo corporal, medido pelo consumo de oxigênio, diminui mais durante vinte minutos de meditação que durante oito horas de sono. A tranquilizante fisiologia hipometabólica da resposta de relaxamento poderá ser um substituto para o sono perdido, e você se sentirá muito melhor no dia seguinte. Pessoas que costumam cochilar consideram que dez a vinte minutos de meditação são mais eficientes para "recarregar a bateria" que trinta a sessenta minutos de cochilo. Experimente e veja.

Ansiedade

Cerca de um terço até a metade das pessoas que começam a meditar torna-se ansiosa durante alguma parte da meditação. A razão é simples. A meditação é o tempo em que você fica sozinho com sua mente. Não há distrações. Todas as preocupações que está tentando manter sob controle ao conservar-se ocupado têm a oportunidade de transbordar e competir por sua atenção. Eu chamo isso de a "parada da ansiedade". Ela pode variar da experiência comum de rever tudo que você tem a fazer até a súbita percepção de tarefas que ainda não fez, como telefonemas esquecidos, e até problemas maiores. Alguns chamam ansiedade de tédio, porque é um hábito mental familiar. Porém, se pararem para pensar nas nuances dessa experiência, perceberão a ansiedade oculta.

Se você tomar a posição de observar as preocupações, como São Francisco de Sales sugeriu, apenas deixando-as ir e vir sem agarrá-las nem deixar que se aninhem em sua cabeça, com o tempo elas desaparecerão. Como uma criança insistente que puxa sua roupa exigindo atenção, a mente precisa gentilmente ser lembrada de que agora é tempo de relaxar, em vez de se prender aos problemas; ela logo fará essa nova associação e diminuirá o ritmo.

A razão mais comum para experimentar ansiedade durante a meditação é a preocupação com o desempenho. Quase todo mundo acha que a está fazendo erradamente. As pessoas ficam preocupadas com a tendência da mente de vaguear, mas nada poderia ser mais natural que observar o diálogo interno que está se desenrolando. *O principal objetivo da meditação não é relaxamento, mas a tomada de consciência. É isto que finalmente põe a mente de volta sob controle. O relaxamento é um efeito colateral do aprendizado da meditação*. Portanto, uma meditação agitada pode ser melhor como experiência de aprendizado do que uma em que a mente se torna tranquila. Com o tempo, a mente vai se desacelerar cada vez mais rapidamente, à medida que você adquire a facilidade de se tornar consciente e se soltar.

Meditação é uma forma de arte marcial. Não que a mente pare de atacar, mas nós tomamos uma postura diferente em relação ao ataque. Se começar a repreender-se por estar inquieto, você terá aceitado o convite da sua mente para entrar em conflito, que você experimenta como tensão e ansiedade. Em vez disso, aprenda a adotar a postura do estudante de karatê. Mova-se graciosamente para o lado e deixe os pensamentos correr, sem lutar com eles. Dessa maneira sua mente vai se cansar, à medida que você mantém a postura centrada de observar seus próprios pensamentos.

O processo da meditação é semelhante ao de tentar fazer o balanço das despesas com o televisor ligado. Você começa a somar os gastos, concentrando-se na tarefa à frente. Então, a televisão emite algum som mais alto, talvez um comercial. Por um momento ela atrai sua atenção, você se envolve com o que vê. Cedo ou tarde você diz "Espere aí, eu deveria estar fazendo o balanço das despesas", e abandona a televisão, voltando às anotações. Essa variação da concentração pode continuar por algum tempo. Assim também é o processo da meditação. Quando terminar de fazer o balanço, você não vai dizer "Que péssimo contador eu sou, vivo distraído". Em vez disso, provavelmente, vai ficar satisfeito por ter terminado a tarefa. Ocorre o mesmo com a meditação. *Lembre-se: a única definição de uma boa meditação é aquela que você fez.*

Uma vez que a meditação é um processo de tomada de consciência, você progressivamente vai se tornar mais sintonizado com o que ocorre em sua mente. De vez em quando memórias antigas e incidentes há muito tempo esquecidos podem voltar à tona. Alguns podem ser perturbadores. Isso é natural e bom. Considere isso análogo a como o corpo se livra de uma farpa. No começo a farpa causa dor, mas se está muito profunda para ser retirada logo o corpo torna-se insensível a ela. De maneira semelhante, quando alguma coisa dolorosa lhe acontece e você não pode cuidar dela no momento, a experiência vai se esconder no inconsciente. Esse é o mecanismo de negação. Mais cedo ou mais tarde o corpo vai ter uma reação à farpa, uma inflamação vai se desenvolver em torno dela e, em seguida, uma infecção. A infecção resultante vai causar um pouco de pressão e dor, mas nesse processo a farpa vai ser trazida para a superfície e, por fim, expelida. Na meditação, as "farpas" da mente, com o tempo, atingirão a superfície, onde você toma consciência delas e pode finalmente fazer alguma coisa para resolver a causa do desconforto. Em alguns casos terá de tomar alguma atitude semelhante à de Nancy, que confrontou seu marido alcoólatra com autêntica resolução. Em outros casos, a ação a tomar será a de deixar para lá. Nos capítulos seguintes abordaremos, com mais detalhes, como usar a tomada de consciência que a meditação cria.

Sugestões ao leitor

1. Medite diariamente, uma ou, de preferência, duas vezes, durante dez a vinte minutos de cada vez.
2. Reserve um lugar especial na sua casa para a meditação. Lembre-se de que a mente aprende por associação. Quando você se senta à mesa para jantar, provavelmente sente fome e saliva, antes mesmo que a comida chegue. Quando se senta em frente à televisão, sua mente imediatamente mergulha num estado receptivo. O lugar onde você habitualmente medita absorve a energia dessa atividade. Muitos de meus pacientes comentam que, cada vez que passam pelo lugar de meditação, sentem uma sensação de paz e relaxamento, mesmo que não parem para meditar.

Seu lugar de meditação pode ser um canto, ou um cômodo, se você tiver espaço, onde não faça outra coisa. Torne esse espaço agradável e relaxante. Algumas pessoas gostam de decorar o lugar com quadros, plantas ou com objetos que tenham significado para elas. Sua cadeira de meditação ou almofada deveria ser reservada somente para essa atividade. Uma vez que vai ficar sentado por dez a vinte minutos, sua posição é muito importante. Você deve se sentir confortável e bem-equilibrado. Cadeiras muito macias são geralmente as menos confortáveis, pois não dão um suporte adequado. Uma cadeira dura com encosto reto será o tipo de assento mais confortável. Você pode colocar uma almofada atrás da parte inferior de suas costas para manter a coluna reta, o que vai ajudá-lo a sentar-se confortavelmente e reduzir a probabilidade de que caia no sono.

Já que vai ficar imóvel por algum tempo, você poderá sentir frio mesmo que a temperatura da pele aumente. Por isso é bom ter um casaco ou um xale para se aquecer. Assim é menos provável que o desconforto físico o distraia. *Lembre-se que esse é um momento que você toma para si mesmo. Informe sua família que isso é importante para você e que não gostaria de ser perturbado.*

3. Lembre-se: não julgue seu desempenho. Melhor ainda: tente não julgar nada na meditação. Na sua essência, a meditação é um estado de tomada de consciência não crítica. Abandone seus julgamentos e censuras por um momento. É um verdadeiro alívio.

3
Quebrando o ciclo de ansiedade

Roger, um rapaz de 27 anos, gerente de uma firma de alta tecnologia, chegou à Clínica Corpo-Mente com dois problemas inter-relacionados: pressão alta e medo de falar em público. Sua pressão estava alta há dois anos, desde que tinha começado no atual emprego. Reconhecido como "garoto prodígio", ele galgou rapidamente os postos de gerência, tentando compulsivamente manter-se no controle em todas as situações.

Ele chegou dez minutos adiantado para nosso primeiro encontro. Eu tinha algumas coisas a fazer e o vi ao sair de minha sala. Ele estava sentado na beira da cadeira, balançando a perna direita, enquanto folheava rapidamente um artigo sobre a clínica. Devido a uma pequena parada na sala de arquivos médicos, eu me atrasei cinco minutos para nosso encontro. Ele estava louco de ansiedade!

Durante a avaliação, Roger continuava ansioso em relação ao tempo. Mostrava-se também hostil, agressivo e desafiante. Estava tão ansioso que se movimentava mesmo sentado: balançava a perna e constantemente mudava de posição. Parecia um tigre pronto para atacar. Sua tensão corporal refletia a tensão mental. Ele era capaz de pensar em seis coisas ao mesmo tempo: ligações telefônicas, planos para o jantar, compromissos etc. Tentava fazer tudo ao mesmo tempo.

Pesquisas fisiológicas indicam que pessoas como Roger têm o sistema nervoso simpático, o sistema de fuga ou luta, mais reativo que o de pessoas menos competitivas. O aumento da excitação do sistema nervoso simpático, quando crônico, leva à elevação do colesterol no sangue, da pressão arterial e da quantidade de sangue bombeada pelo coração, o que aumenta o risco de doença coronária e ataque cardíaco.

Na sessão, Roger relatou como tinha aprendido a manter a raiva sob controle e a se segurar para não atacar os outros, quando não faziam as coisas exatamente da maneira como ele queria. Roger sentia raiva de tudo que fosse um obstáculo para sua necessidade compulsiva de controlar, como, por exemplo, esperar em fila. Reprimir a raiva é muito perigoso para o corpo, pois o resultado é o aumento da pressão arterial e outras alterações cardiovasculares danosas. Aprender a lidar com as emoções, como faremos no capítulo 7, foi parte importante do tratamento de Roger, bem como quebrar o ciclo da ansiedade e da impaciência, usando duas técnicas que você vai aprender neste capítulo.

Roger me disse, francamente, que queria diminuir sua pressão arterial usando técnicas comportamentais, de maneira que pudesse evitar remédios, alguns dos quais podem causar disfunção sexual no homem. Antes da visita ele já tinha iniciado um programa de melhoria do bem-estar físico. Começara a praticar *jogging* para condicionamento cardiovascular, reduzira a ingestão de sal e perdera 5 quilos. O que exigia cuidados, agora, era o seu comportamento. O diálogo interno de Roger girava em torno de constantes dúvidas sobre si mesmo, às quais respondia tentando controlar todas as situações. A vida era uma grande ameaça. Esta era a causa de sua preocupação com o desempenho. Tinha quase fobia de falar perante uma plateia, o que era parte importante de seu trabalho. Roger começava a se preocupar com uma apresentação na semana seguinte, sempre pessimista sobre o resultado. Ele fantasiava que entraria em pânico e não conseguiria falar durante a apresentação ou depois, na parte de perguntas e respostas. Ficava apavorado de não saber uma resposta ou não ser capaz de se expressar corretamente. Seu maior receio era ser considerado uma fraude e perder o emprego. Roger explicou-me cuidadosamente seu comportamento antes de uma apresentação. A boca ficava extremamente seca, as palmas das mãos molhadas de suor, o coração batia forte e tinha uma sensação de afundamento no estômago. Estes sinais de ansiedade faziam parte de um mecanismo de *feedback* que o deixava ainda mais tenso. As mãos tremiam e os músculos do tórax se contraíam, causando desconforto. Ele, então, começava a imaginar que estava tendo um ataque cardíaco, e o ciclo de ansiedade chegava ao máximo.

Quando se começa a ter pressentimentos pessimistas e a ser tomado pela reação fuga ou luta, a tendência é perder a perspectiva. Em vez de se lembrar das apresentações bem-sucedidas, Roger só pensava em fracasso: perderia o controle e seria visto como uma fraude dessa vez. Uma vez nesse caminho, a mente ansiosa não se desvia e é difícil sair da situação. O pensamento preso em um único ponto é necessário nos casos em que se está realmente em uma situação de emergência e toda a atenção é necessária para escapar. Em situações ameaçadoras imaginárias, no entanto, esse mecanismo de salvação torna-se uma armadilha. A mente preocupada entra em circuitos de fuga ou luta e os músculos ficam tensos. A questão para Roger e para qualquer um de nós que se deixa levar pela ansiedade é como romper o ciclo.

Saindo do ciclo da ansiedade

Pare um pouco para lembrar como pensamentos de ansiedade e pessimismo causam uma *retroalimentação visceral* e *musculoesquelética*. Roger vivenciava a ansiedade de ambas as maneiras. Visceralmente, ele estava consciente da boca seca, do suor nas palmas das mãos e do coração disparado, tendo, ainda, a sensação de afundamento no estômago. Tudo isso era retroalimentação de seu sistema nervoso autônomo. Quando Roger percebia esses sintomas, sua mente os interpretava como ameaças e, através do mecanismo de fuga ou luta, aumentava ainda mais o nível de excitação. Esse ciclo vicioso pode culminar num completo descontrole se evoluir para o pânico. A tentativa de manter o controle leva, paradoxalmente, à perda de controle.

A sensação que Roger tinha de perda de controle era amplificada pela resposta de seu sistema musculoesquelético para esses pensamentos pessimistas. O tórax de Roger ficava tenso e suas mãos tremiam. Esse estado de espírito também aumentava a velocidade dos pensamentos e surgia o medo de ter um ataque cardíaco ou de deixar cair os papéis.

Pare por um momento, agora, e feche os olhos. Lembre-se de uma ocasião (escolha uma que não seja muito triste ou traumática) em que se sentiu ansioso e permita-se revivê-la em tantos detalhes quantos o deixarem confortável. Lembre-se, essa situação está no passado, e sua resposta a ela é algo que está completamente sob seu controle.

As duas maneiras de quebrar os ciclos que se seguem o ajudarão a lidar com o ciclo da ansiedade.

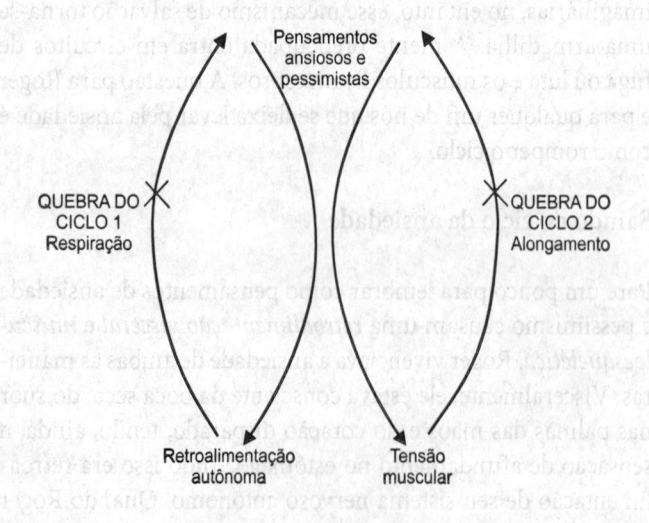

```
                    Pensamentos
                    ansiosos e
                    pessimistas

  QUEBRA DO                              QUEBRA DO
  CICLO 1                                CICLO 2
  Respiração                             Alongamento




        Retroalimentação      Tensão
          autônoma           muscular
```

Quebra do Ciclo 1: Respiração

Uma antiga fábula conta que um velho, passeando certo dia pela floresta, encontrou uma garrafa azul empoeirada. Enquanto a esfregava, surgiu um gênio da garrafa! O gênio prometeu satisfazer todos os desejos que o velho pudesse pensar, com uma condição: se ele não conseguisse pensar em mais desejos, o gênio poderia devorá-lo. O pobre homem concordou, achando que facilmente manteria o gênio ocupado. Seu primeiro desejo foi uma refeição. O gênio a preparou, instantaneamente: filas e filas de fumegantes iguarias. Quando o pobre homem viu toda aquela comida, pensou em criados para alimentá-lo. Tão logo este pensamento chegou à sua mente, foi satisfeito, e assim por diante, desejo após desejo. Pouco depois, ele estava numa bela mansão, com uma esposa charmosa e lindos filhos. Com dificuldade, eles mantinham o gênio ocupado, e o homem e sua esposa começaram a se preocupar, pois logo os desejos se esgotariam.

O homem lembrou que um sábio morava numa ermida a duas horas de distância. Ele e a esposa foram até o local na esperança de que o sábio tivesse uma solução para livrá-los do gênio. E de fato ele tinha. Disse ao casal para construir um poste alto e dizer ao gênio que se mantivesse ocupado subindo e descendo o poste, ininterruptamente. Se precisassem de alguma coisa, poderiam chamá-lo por um momento.

O gênio, naturalmente, é uma metáfora para nossa mente. Quando a mente não está ocupada, ela ameaça devorar-nos com ansiedades e fantasias negativas. Subir e descer o poste é uma metáfora para a respiração. Se a mente for mantida ocupada, observando a inspiração e expiração, ela não tem chance de nos dominar. Podemos usá-la como um criado, em vez de permitir que nos controle.

Respirar é uma função corporal autônoma, ou essencialmente automática, que acontece por si própria mas que podemos mudar voluntariamente. Enquanto é impossível para a maior parte de nós, exceto os praticantes de yoga, decidir com que rapidez o coração bate, qualquer um pode mudar o ritmo e a profundidade da respiração. A mudança na respiração pode, por sua vez, reduzir ou aumentar a atividade do sistema nervoso simpático, desencadeando a reação de fuga ou luta ou a resposta de relaxamento.

Aprender a notar o padrão da respiração e ser capaz de mudá-lo do que produz tensão para o que leva ao relaxamento é uma das habilidades mais cruciais e simples para controlar mente e corpo. Essa habilidade interrompe o "gênio da mente", o que às vezes é tudo que se requer para se livrar de pensamentos que produzem ansiedade. (Em outras circunstâncias, é importante examinar os próprios pensamentos: de onde eles vêm e como podem ser mudados. Vamos explorar essa dimensão nos capítulos 5 e 6.)

Respiração abdominal: A maneira relaxada

Se você já observou de perto um bebê respirando, teve uma excelente demonstração da técnica adequada. Quando uma criança inspira, pode-se ver como o abdome se enche como um balão, e quando ela expira, pode-se ver o abdome se achatando. Quando dormimos, o mesmo padrão acontece. De fato, sempre que estamos realmente relaxados, o corpo reverte para a respiração abdominal.

O diafragma é uma larga placa muscular localizada logo abaixo dos pulmões, separando a cavidade torácica da abdominal. Na figura 3.2 pode-se ver que ele tem a forma de uma cúpula que se contrai e se move para baixo, achatando-se durante a inspiração. Seu movimento para baixo cria uma pressão negativa nos pulmões e os lobos inferiores se enchem de ar. Como o movimento para baixo empurra os órgãos da cavidade abdominal, o abdome se expande na inspiração. A expiração nada mais é que relaxar os músculos. O diafragma volta para sua posição de repouso, empurrando o ar para fora dos pulmões. O abdome, então, se achata de novo. Os cinco pares de costelas inferiores são chamados de costelas flutuantes. Elas se expandem através da ação do diafragma e dos músculos intercostais (entre as costelas) e enchem a porção média dos pulmões depois que os lobos inferiores estão cheios de ar pela contração do diafragma. A última porção dos pulmões a se encher é a parte superior, que termina logo abaixo da clavícula. Na respiração adequada há uma completa troca de ar nas porções inferior, média e superior dos pulmões.

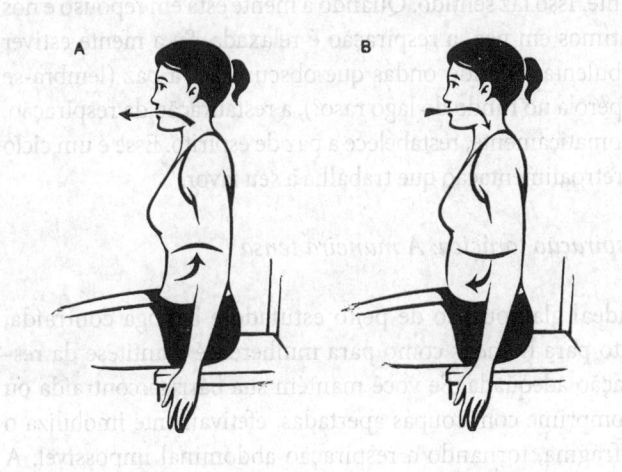

A. EXPIRAÇÃO
O diafragma relaxa, expelindo o ar (o abdome se contrai).

B. INSPIRAÇÃO
O diafragma se contrai, puxando o ar (o abdome se expande).

Infelizmente, quando a infância passa e começamos a viver mais nas fantasias da mente que na realidade do momento, o padrão de respiração muda também, refletindo nossos vários estados emocionais. A respiração é realmente um espelho da psique. Relembre por um momento a última vez em que se sentiu apavorado. O que aconteceu com sua respiração? É provável que tenha prendido a respiração, ou que ela tenha se tornado rápida, superficial e errática.

Você se lembra das mudanças autônomas que ocorrem por conta da ansiedade? O padrão de respiração é uma dessas mudanças, e dá o tom para todo o sistema nervoso autônomo. Uma respiração adequada funciona como uma minirresposta de relaxamento, criando um estado fisiológico muito semelhante. Isso faz sentido. Quando a mente está em repouso e nos sentimos em paz, a respiração é relaxada. Se a mente estiver turbulenta, criando ondas que obscurecem a paz (lembra-se da pérola no fundo do lago raso?), a restauração da respiração, automaticamente, restabelece a paz de espírito. Esse é um ciclo de retroalimentação que trabalha a seu favor.

Respiração torácica: A maneira tensa

O ideal glamouroso de peito estufado e barriga contraída, tanto para homens como para mulheres, é a antítese da respiração adequada. Se você mantém sua barriga contraída ou a comprime com roupas apertadas, efetivamente imobiliza o diafragma, tornando a respiração abdominal impossível. A maneira de adquirir uma barriga elegante é por meio de uma alimentação moderada e exercícios adequados, e não prendendo a respiração. De fato, quando se aprende a respirar adequadamente, usando os músculos abdominais, isso ajuda a achatar a barriga. Quando se mantém o abdome contraído e rígido, a respiração pode ocorrer somente na parte superior do tórax. A respiração torácica típica movimenta apenas cerca de 500 centímetros cúbicos de ar. Uma respiração diafragmática ou abdominal completa movimenta oito a dez vezes mais volume!

Você deve ter uma ideia de quão cansativo é respirar depressa para movimentar todo esse ar adicional somente com os músculos intercostais. Pessoas que se queixam de fadiga muitas vezes ficam surpresas com a diferença que a respiração apropriada pode fazer. Ela não só elimina o esforço desnecessário da respiração torácica, mas também fornece mais oxigênio. O cérebro é o órgão com maior necessidade de oxigênio, e você notará a diferença no seu nível de vigilância logo após umas dez respirações adequadas. Quando se pensa a respeito do "alimento do cérebro", o melhor combustível de todos é o oxigênio, e a melhor maneira de fornecê-lo na quantidade adequada é através da respiração abdominal.

Aprendendo a respirar

Primeiro passo: Como estou respirando?

Uma vez que muitos de nós não estamos conscientes da respiração, não temos chance de usá-la em nosso favor. Neste exercício você vai aprender a identificar a respiração abdominal e a torácica de maneira que possa aprender a respirar adequadamente.

Sente-se em uma cadeira de encosto reto e chegue alguns centímetros para a frente, de modo que fique um pouco reclinado. Você pode colocar uma almofada atrás da parte inferior das costas, se quiser.

Coloque uma das mãos abertas logo acima do umbigo e a outra em cima da primeira.

Sem tentar mudar sua respiração, observe se seu abdome está se expandindo ou achatando quando inspira. É mais fácil fazer isso de olhos fechados, de maneira que realmente possa concentrar-se.

Pare um pouco e tente isso agora, notando as cinco próximas respirações. Se seu abdome se expande quando você inspira, você está respirando pelo menos em parte com o diafragma. Se sua barriga não se move ou se achata quando você inspira, está respirando apenas com o tórax.

Segundo passo: Mudando da respiração torácica para a abdominal.

Inspire profundamente e solte o ar completamente pela boca, como um suspiro de alívio. Enquanto faz isso, observe como sua barriga se achata e a contraia ainda mais, empurrando para fora todo o ar. Agora deixe que a próxima respiração entre sozinha pelo nariz. Você consegue sentir sua barriga se expandir? Se não, tente de novo, ou tente a visualização que você aprendeu no capítulo anterior. Imagine um balão enchendo sua barriga na inspiração e esvaziando na expiração. Ou, talvez, você possa imaginar sua barriga se expandindo e relaxando de algum outro jeito que pareça mais autêntico e familiar.

O truque para mudar da respiração torácica para a diafragmática é soltar o ar completamente em apenas uma expiração. Por isso expiramos pela boca, para esvaziar totalmente os pulmões. Essa expiração completa empurra para fora todo o ar viciado da parte inferior dos pulmões, e o vácuo resultante automaticamente leva a uma respiração diafragmática profunda. *Você precisa expirar profundamente uma ou duas vezes. Pense nisso como um suspiro de alívio.* Suspirar e bocejar levam a uma profunda troca de ar e são maneiras que o corpo tem para se livrar do estresse e da tensão.

Continue a respirar pelo nariz, imaginando que o ar que entra está enchendo um balão na sua barriga, ou a imagem que funcionar melhor para você. Quando encher completamente a barriga, solte o ar e sinta o balão se esvaziando à medida que expira. Dois ou três minutos de respiração abdominal aliviam a tensão. Mesmo duas ou três respirações já fazem diferença.

Praticando a respiração abdominal

Toda vez que estiver ansioso, preocupado ou tenso, você pode quebrar esse ciclo usando a respiração abdominal. Quando tiver dominado a técnica de olhos fechados – que pode levar várias semanas –, pode fazê-la de olhos abertos. Você verá que isso funciona em qualquer lugar e a qualquer hora. Em pé na cozinha ou na fila, no elevador, dirigindo numa rodovia, você pode sempre utilizar a respiração abdominal.

Vários anos atrás eu estava com um amigo numa feira científica onde um equipamento de *biofeedback* era vendido. Como um chamariz, um dos vendedores, que tinha uma máquina que monitorava a temperatura dos dedos, criou um jogo: quem conseguia relaxar mais rápido? Pense bem no que acontece quando você está jogando e ganha um ponto. Você fica entusiasmado, certo? Isso ativa o seu sistema nervoso autônomo, você fica tenso e suas mãos e pés ficam frios. Quanto mais relaxado, mais quente ficam suas mãos e pés. Meu amigo e eu decidimos tentar. No começo estávamos num empate. Ganhávamos um ponto, ficávamos empolgados e perdíamos o próximo. Então me lembrei de respirar. Eu esqueci o jogo, exalei um suspiro lento, mudei para respiração abdominal e me concentrei apenas no subir e descer de minha barriga pelo próximo minuto. No fim desse tempo eu já havia ganhado a competição.

Lembre-se, respire profundamente e solte o ar com um suspiro de alívio. Sinta, então, as próximas respirações entrando no abdome, enchendo-o como um balão na inspiração e relaxando na expiração.

A contagem regressiva de dez a um

Uma simples técnica de respiração combina respiração abdominal com meditação para produzir uma profunda e rápida mudança na fisiologia e na atitude. Inspire e expire com um suspiro, mudando para a respiração abdominal. Respire novamente e sinta seu abdome encher. À medida que expira, silenciosamente repita *dez*, se livrando da tensão como se esta fosse uma onda partindo da cabeça e saindo pela sola dos pés. Imagine a sensação de se libertar. Nas próximas respirações faça contagem regressiva até *um*. Diferentemente do experimento do Dr. Benson, em que os estudantes se perderam na contagem, agora você está contando de trás para diante apenas uma vez e em uma única direção. Se perder a contagem, não se preocupe. Recomece de onde pensa que parou. *Pare um momento e tente fazer isto agora, antes de continuar lendo.*

Como está se sentindo? Mais relaxado, certo? Você pode notar que a frequência da sua respiração diminuiu, o que é sinal da resposta de relaxamento. À medida que, com a prática, você se tornar mais competente nesta técnica, vai precisar de sessões cada vez mais curtas, porque seu sistema nervoso terá aprendido uma resposta condicionada benéfica. Então, apenas duas ou três respirações trarão muitos dos benefícios de um longo período de meditação.

Quebra do ciclo 2: Alongamento

Após algumas semanas de prática Roger era capaz de usar a respiração para relaxar em casa e no trabalho. Dez minutos antes de uma conferência, fechava-se no escritório e fazia cinco minutos de respiração abdominal. Ao caminhar para a sala de conferência e enquanto colocava os *slides* em ordem, fazia a respiração abdominal. Após cerca de um mês, Roger disse que a meditação e a respiração tinham reduzido sua preocupação com o desempenho a um nível suportável. Embora a pressão arterial também tivesse diminuído, ele continuava se sentindo agitado e com dificuldade de sentar-se tranquilamente. Nas situações que provocavam ansiedade, a respiração acalmava seus sintomas autônomos, no entanto seu peito e ombros continuavam tensos. Para relaxar esses músculos Roger tinha de aprender a desarmar o ciclo que retroalimentava a ansiedade.

Na próxima seção vou apresentar duas manobras para relaxar o corpo. A primeira é a "Série para qualquer hora", que dura apenas dois ou três minutos e pode ser feita em uma cadeira em casa, no escritório, no ônibus, ou em qualquer lugar. A segunda é a "Série para relaxar todo o corpo", que requer quinze a vinte minutos e espaço para se esticar num tapete ou em uma esteira no chão.

Série para qualquer hora

Esta série é composta de quatro exercícios, seguidos pela contagem regressiva de dez a um. O objetivo é relaxar a tensão, da maneira mais rápida e eficiente possível, nas principais áreas onde as pessoas acumulam as tensões: costas, peito, ombros, pescoço e rosto.

Todos os exercícios são baseados no mesmo princípio. Várias partes do corpo *tensionam na inspiração* e *relaxam na expiração*. Cada expiração é uma oportunidade para relaxar – cooperando com a gravidade. Antes de começar, pare um momento e observe sua respiração. Se ela ocorrer somente no tórax, dê um suspiro de alívio e observe seu abdome expandir-se como um balão na próxima inspiração. Agora observe seu tronco. Toda a parte superior de seu corpo se expande na inspiração e se retrai na expiração, deixando-se levar pela força da gravidade, uma aliada natural. Nós criamos uma incrível quantidade de tensão inútil quando nos opomos a essa lei e mantemos tensas partes do corpo que não estão sendo usadas.

A melhor maneira de aprender esses exercícios é lê-los do início ao fim. Olhe para os desenhos e imagine como cada exercício será para você. Você também pode usar o CD *Meditations for Relaxation and Stress Reduction*, ou o vídeo *Inner Peace for Busy People*, nos quais os exercícios estão incluídos como bônus. Por enquanto, sente-se confortavelmente na cadeira, com os pés no chão e os braços descansando no colo (tente colocar o livro em um aparador ou mesa enquanto segue as instruções, ou peça para outra pessoa ler o restante do parágrafo para você, ou grave o exercício e ouça a si mesmo). Enquanto lê – *agora mesmo* –, solte um suspiro de alívio, mude sua respiração para a abdominal e respire contando de três a um, concentrando-se em relaxar cada vez mais, da cabeça aos pés. Agora volte sua atenção para os músculos da mandíbula. Seus dentes estão trincados, o que tensiona a região, ou a parte de baixo está relaxada? Deixe a boca ligeiramente aberta e a mandíbula solta e relaxada um pouco mais a cada respiração. Repare em seus olhos, relaxe-os enquanto respira. Agora os ombros, eles estão tensos? Talvez você consiga abaixá-los um pouco mais, um pouquinho a cada respiração. Deixe que os braços e as mãos descansem pesadamente em seu colo. Inspire profundamente e relaxe o tórax. Finalmente, sinta seu abdome relaxar, se expandindo e contraindo com a respiração.

Os quatro exercícios da "Série para qualquer hora" que se seguem permitirão que relaxe ainda mais. Tome nota de onde percebe ainda alguma tensão residual, de maneira que possa checar seu nível de relaxamento no final.

Exercício 1: Relaxamento das costas

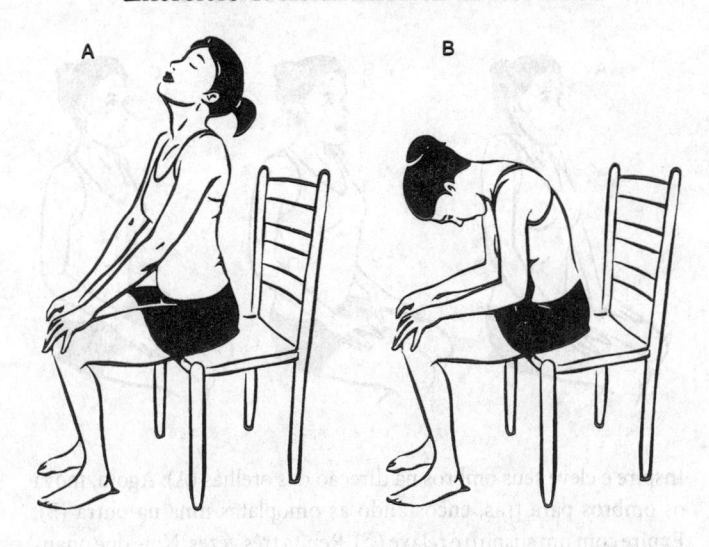

Sente-se na beira da cadeira. Com os olhos fechados, para que possa prestar atenção nas sensações internas, note como estão suas costas. Na próxima inspiração curve-se levemente para trás (A), estirando sua coluna até o ponto em que se sentir confortável. Expire, curve-se e role os ombros para a frente (B), deixando sua cabeça cair suavemente. Repita três vezes, mantendo toda a atenção na respiração, no alongamento e no relaxamento.

Exercício 2: Encolhimento dos ombros

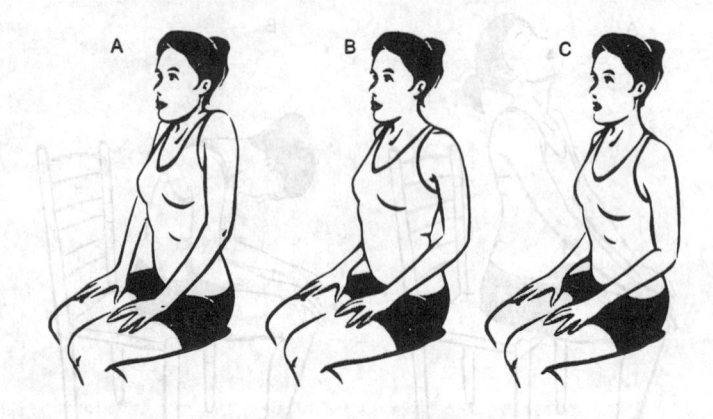

Inspire e eleve seus ombros na direção das orelhas (A). Agora, mova os ombros para trás, encostando as omoplatas uma na outra (B). Expire com um suspiro e relaxe (C). Repita três vezes. Note que quando puxa as omoplatas para trás você dá uma boa e relaxante alongada nos músculos do tórax. Repita o exercício, rolando os ombros para a frente três vezes.

Exercício 3: Relaxamento da cabeça

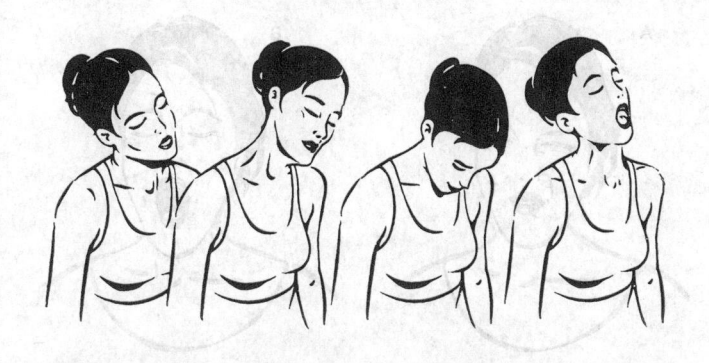

Expire enquanto deixa a cabeça cair suavemente sobre o ombro direito, tomando o cuidado de relaxar o ombro esquerdo, para que ele não se levante. Não se preocupe caso sua cabeça não se mova muito no começo, apenas sinta o alongamento no lado esquerdo de seu pescoço, deixando sua cabeça cair cada vez mais por três respirações. Deixe a gravidade fazer seu trabalho e não resista. Depois, erga a cabeça novamente.

Expire enquanto deixa a cabeça cair levemente sobre o ombro esquerdo, tomando o cuidado de relaxar o ombro direito, para que ele não se levante. Sinta o alongamento no lado direito do pescoço, deixando sua cabeça cair cada vez mais por três respirações. Lembre-se de ser gentil consigo mesmo, rendendo-se à gravidade, em vez de tentar resistir a ela. Traga sua cabeça de volta para cima.

Expire enquanto deixa o queixo cair delicadamente sobre o peito. Respire três vezes, relaxando um pouco mais a cada expiração, enquanto sente sua nuca alongando suavemente e sua face ficando cada vez mais solta e relaxada. Depois, mova sua cabeça para cima outra vez.

Expire e deixe sua cabeça cair na direção das costas, abrindo a boca. Você sentirá um ligeiro alongamento na região da garganta conforme a nuca se solta e relaxa. Continue por três respirações e, então, levante a cabeça.

Exercício 4: Exercícios faciais

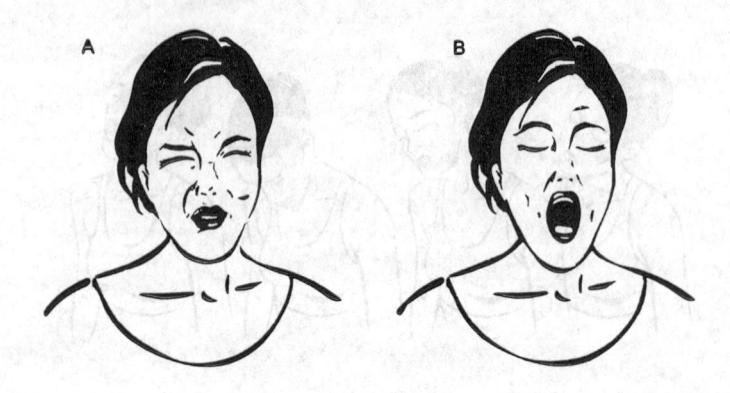

Os exercícios faciais são feitos em dois estágios. Primeiro: inspire e contraia todos os músculos da face em direção ao centro (A). É como se estivesse tentando espremer toda tensão pela ponta do nariz. Expire e relaxe. Sorria e respire normalmente por alguns momentos. Agora inspire e abra bem a boca, elevando as sobrancelhas e fazendo o rosto ficar comprido (B). É como um bocejo. Quando expirar e relaxar, você pode mesmo acabar bocejando. Sorria!

Série de relaxamento do corpo inteiro

Os sete exercícios de alongamento a seguir relaxam os grandes grupos musculares. Ao fazer esses exercícios tenha em mente duas coisas:

1. Esses são alongamentos suaves e relaxantes. A melhor maneira para manter-se flexível, elástico e relaxado é mentalizar que está derretendo em cada alongamento. *Nunca balance e force além do ponto em que se sinta confortável.* Forçar balançando atrapalha o alongamento porque a rápida e excessiva distensão das fibras musculares ativa um mecanismo sensor nelas. Os sinais nervosos que vêm desses receptores automaticamente fazem as fibras se encurtarem e contraírem, em vez de relaxarem e alongarem. Balançar no alongamento pode, também, estirar ou romper músculos ao forçar fibras musculares contraídas.
2. Se você tem qualquer problema físico que limite sua capacidade para fazer atividades físicas, consulte seu médico antes de praticar esses ou quaisquer outros exercícios. Assumir a responsabilidade de conhecer seus próprios limites é uma habilidade corpo-mente muito importante por si só, uma vez que muitas pessoas estressadas ficam assim por tentar fazer mais do que podem. Leia os exercícios e observe as ilustrações *antes* de tentar praticá-los.

Relaxamento 1: "Dependurar-se" da parede

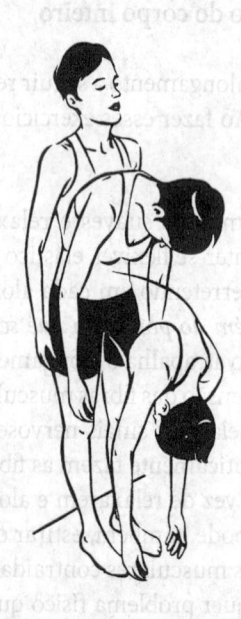

Importante: Se você tem qualquer tendência à dor nas costas, dobre seus joelhos suavemente antes de começar, para evitar qualquer distensão na região lombar.

Fique de pé, as costas apoiadas em uma parede e os pés separados na direção dos ombros e afastados 20 a 30 centímetros da parede. Comprima as costas contra a parede de maneira que cada vértebra faça contato com ela. Feche os olhos, expire com um suspiro de alívio e mude para respiração abdominal. Respire devagar e naturalmente durante o exercício. Comece deixando cair o queixo no peito. Deixe cair os ombros e afaste suas costas da parede, vértebra por vértebra se puder, à medida que se curva para a frente. Seus quadris vão escorregar para cima à medida que você se curva. Quando se curvar o máximo que puder, apenas mantenha a posição. Relaxe a cabeça e os ombros como uma boneca de pano.

Respire várias vezes enquanto relaxa pendurado (pausa longa). Agora suba gradualmente, tentando se encostar novamente na parede, uma vértebra de cada vez (pausa longa). Quando terminar de levantar-se, apoie-se na parede para descansar enquanto faz respiração abdominal. Se estiver respirando pesadamente, respire pela boca até sentir-se descansado.

Relaxamento 2: A fonte

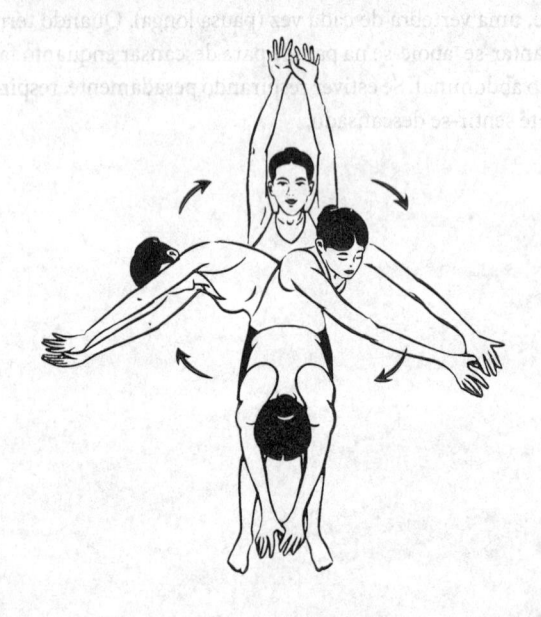

Fique em pé com as pernas separadas a uma distância equivalente à largura dos ombros. Inspire e estique os braços *acima* da cabeça, cruzando os polegares, sinta as partes laterais do corpo alongarem e sua coluna se estender. Expire, girando para a esquerda. Inspire, estique-se para cima e expire, girando para a esquerda novamente. Vá mais uma vez para a esquerda, e mude a direção, fazendo o exercício três vezes para a direita. Lembre-se de apenas relaxar, sem forçar ou empurrar. A ideia é ficar curioso a respeito de como se sente, aproveitando as sensações, em vez de tentar tocar o chão e se adequar mais à postura. *Novamente, se tiver dor nas costas com frequência, dobre um pouco os joelhos.*

Relaxamento 3: O gato

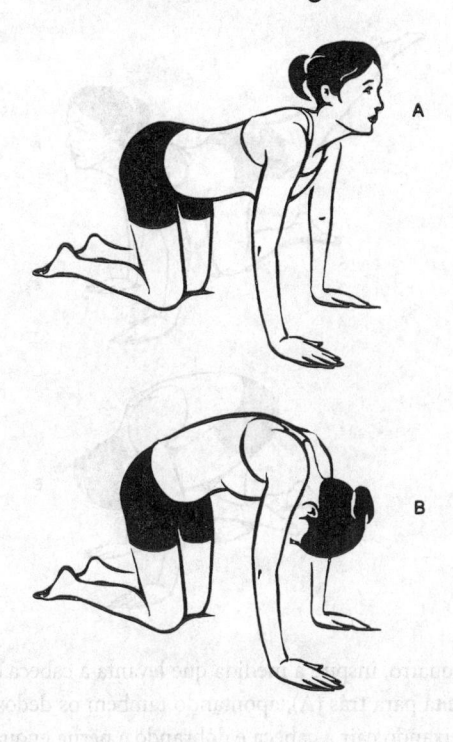

Fique de quatro. Inspire, levantando a cabeça e empurrando sua coluna para baixo, sentindo-a se alongar enquanto sua cabeça sobe (A). Deixe o abdome se abaular. Expire, deixando a cabeça cair e curvando as costas para cima, como um gato irritado, comprimindo os músculos abdominais (B). Repita de três a cinco vezes.

Relaxamento 4: Extensão das pernas

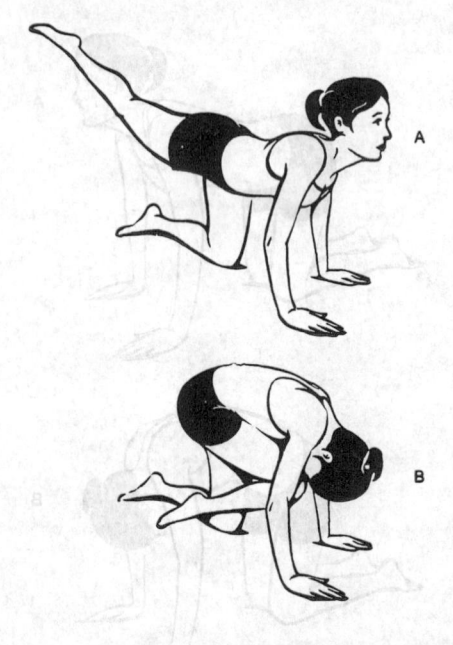

Ainda de quatro, inspire à medida que levanta a cabeça e estende a perna direita para trás (A), apontando também os dedos para trás. Expire, deixando cair a cabeça e dobrando a perna enquanto traz o joelho em direção à testa (B). Repita três vezes no lado direito e três no lado esquerdo.

Relaxamento 5: Flexão para a frente

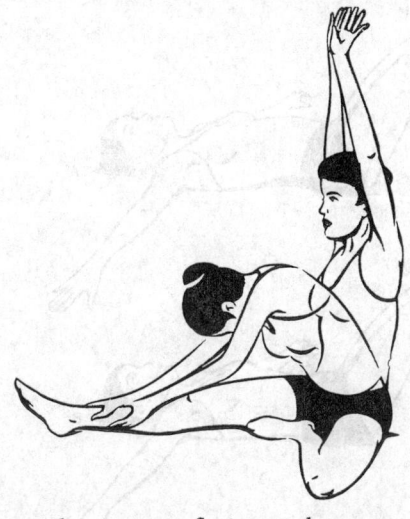

Neste exercício de três partes flexione e alongue o torso, primeiro, sobre a perna direita, depois, sobre a esquerda e, finalmente, sobre as duas. Comece sentando-se com as costas retas e as pernas esticadas à frente. Tenha certeza de sentar sobre os ísquios, e não sobre o cóccix! Dobre a perna esquerda, colocando o calcanhar próximo à virilha, como se fosse sentar de pernas cruzadas. Inspire, esticando os braços acima da cabeça. Vire-se levemente para a esquerda, de frente para os dedões, expire e alongue-se para a frente, *a partir dos quadris* (em vez de curvar as costas), sobre a perna esticada. Segure a perna em qualquer lugar em que se sentir confortável, seja no joelho, na canela, no tornozelo ou no pé, se você for bastante flexível. Nas próximas cinco expirações, veja se consegue abaixar o tronco, *a partir dos quadris*, e esticar um pouco mais. A maior parte da força que ajuda este alongamento vem dos músculos abdominais.. Repita do lado esquerdo por cinco respirações. Agora estique ambas as pernas à frente, uma ao lado da outra, e repita o alongamento uma última vez, se alongando e descendo sobre as duas pernas. Estique-se cada vez mais, por cinco respirações.

Relaxamento 6: Inclinação da pelve

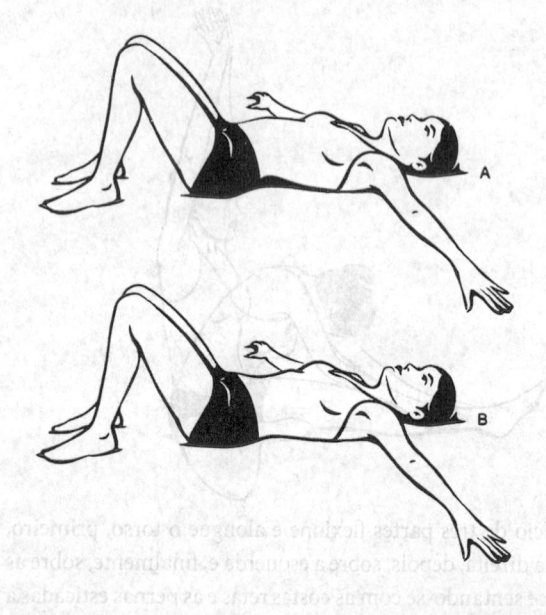

Deite-se de costas e dobre os joelhos de modo que os pés fiquem no chão, próximos das nádegas. Achate as costas no assoalho inclinando a pelve para trás. Incline a pelve para a frente e deixe o espaço entre suas costas e o assoalho reaparecer. Agora coordene o movimento com a respiração. Inspire enquanto empurra a pelve para a frente, abrindo espaço entre as costas e o chão (A). Deixe o abdome se encher enquanto faz isso. Expire enquanto move a pelve para trás, achatando a coluna contra o chão (B). Com um pouco de prática, você pegará o jeito de pressionar as vértebras contra o chão, uma de cada vez, e tirá-las do chão da mesma maneira. Este é um excelente exercício para tensão nas costas. Repita de dez a doze vezes ou até sentir uma melhora.

Relaxamento 7: Relaxamento final

Deite-se de costas com as pernas no chão, confortavelmente separadas, de tal maneira que os dedos dos pés apontem ligeiramente para os lados (se costuma sentir dor nas costas, ficará mais confortável se puser um travesseiro embaixo dos joelhos. Deixe seu corpo guiar você). Deixe que os braços descansem a cerca de 30 centímetros do corpo e gire as omoplatas ao mesmo tempo (como se estivesse escondendo um par de asas imaginárias nas costas), de modo que suas mãos fiquem com as palmas para cima. Faça cinco respirações abdominais, relaxando um pouco mais em cada uma e deixando o corpo afundar na esteira.

Relaxamento muscular progressivo

1. Inspire e eleve sua perna direita aproximadamente 30 centímetros do solo, encolhendo os dedos dos pés e contraindo o máximo que puder, sem sentir desconforto. Mantenha a contração por alguns segundos e então expire lentamente, deixando a perna cair, descontraindo os dedos e liberando a tensão. Quando a perna chegar ao chão, role seu pé de um lado para outro a fim de relaxar um pouco mais. Seja curioso, saboreie as sensações remanescentes deste e dos outros exercícios da série.
2. Repita do lado esquerdo.
3. Inspire e contraia as nádegas, deixando-as duras como pedras. Mantenha a contração por alguns segundos e em seguida expire e relaxe.
4. Inspire, enchendo seu abdome o máximo que puder. Prenda a respiração por alguns segundos, e então expire e deixe-o esvaziar.
5. Inspire, enchendo o tórax o máximo que puder, e prenda a respiração por alguns segundos. Expire e relaxe.

6. Inspire, levante um pouco o braço direito, feche a mão e contraia o braço. Mantenha a posição por alguns segundos, expire e relaxe o braço de volta à posição inicial.
7. Inspire, levante o braço esquerdo, feche a mão e contraia o braço. Mantenha a posição por alguns segundos, expire e relaxe.
8. Role a cabeça de um lado para o outro várias vezes, fazendo respiração abdominal.
9. Inspire, contraindo o rosto em direção ao centro. Em seguida, expire e relaxe.
10. Inspire, abra a boca como num bocejo e eleve as sobrancelhas. Em seguida, expire e relaxe.

Cuidado para não exagerar na tensão. A ideia é cultivar a percepção de como são a tensão e o relaxamento, em vez de transformar seu corpo numa caricatura do marinheiro Popeye flexionando os bíceps.

Respiração completa

A conclusão perfeita do período de relaxamento é a respiração completa. Ela é uma variante da respiração abdominal que já lhe é familiar. Imagine que no lugar de seus pulmões haja um balão em formato de pera com uma longa parte superior. A parte redonda do balão está localizada no seu abdome e a parte de cima estende-se pelas regiões média e superior do tórax. Ao inspirar, imagine seu abdome se expandindo à medida que a parte redonda do balão se enche. Em seguida, sinta a área de cima do balão começando a se encher à medida que a parte média do tórax se expande. Finalmente, sinta a parte mais alta do balão se enchendo logo abaixo da clavícula. Ao expirar, sinta a parte superior do balão, sob as clavículas, se esvaziando primeiro, depois sinta a parte média do balão se esvaziando, à medida que o tórax começa a se achatar, e, finalmente, sinta a parte redonda do balão se achatando enquanto o abdome se encolhe em direção ao solo.

Faça dez respirações completas, concentrando-se para sentir como o ar enche o abdome, a parte média e, por fim, a parte superior do tórax, notando em seguida como o ar sai das partes alta e média do tórax e, por último, do abdome. Esse tipo de respiração é muito relaxante. Pode ser usado não apenas no final de um período de relaxamento, mas – da mesma forma que a respiração abdominal – toda vez que você precisar quebrar o ciclo da ansiedade.

Respiração e dor

A dor pode ser dividida em duas partes. A primeira camada é a realidade física da própria dor. A segunda é a atitude que temos diante da dor. Minhas enxaquecas são um exemplo. Embora estejam bem mais suaves e esparsas agora que sei mais sobre cuidar do corpo e curar a mente, elas costumavam ser excruciantes. A dor era intensa e pulsante, causando náuseas e intolerância à luz. A segunda camada era a atitude que eu tinha, a incerteza sobre quando a dor iria passar, a impaciência de ser arrancada da vida normal e jogada em cima de uma cama, a raiva pela traição do corpo, a autocondenação por estar doente, o desamparo e o pânico por estar fora do controle e a camada final de culpa por deixar as coisas se descontrolarem tanto. A resposta de meu corpo a essa segunda camada era ficar tenso. Todos os músculos faciais tensionavam ao redor da dor de cabeça e tornavam a dor física pior. Além da cefaleia, a ansiedade intensificava a náusea e o vômito. Esse ciclo de dor-ansiedade-dor cresce interminavelmente, tornando a dor cada vez pior.

A experiência sensorial da dor tem muito a ver com a atitude. Uma criança que corta a perna escolhendo seu presente numa loja de brinquedos sente muito menos dor que outra que se corta durante uma aula de matemática. Se a dor do parto fosse experimentada após um acidente automobilístico, o medo adicional da situação a tornaria muito mais intensa. Uma ginecologista que é minha amiga diz o seguinte para suas pacientes com tensão pré-menstrual: "Se quebrar o braço, mas sua vida estiver bem, você mal percebe. Mas se o chefe está gritando e você tem brigado com o marido, a dor incomoda muito mais."

A atitude mais prejudicial diante da dor é ficar mais tenso física ou mentalmente tentando eliminá-la. Tudo o que essa resistência faz é aumentar a dor física e a segunda camada de desconforto, relacionada com a atitude perante a dor. A premissa sobre a qual sempre falamos é *tudo a que se resiste, persiste.* Quanto mais se tenta escapar, mais preso se fica. A grande reformulação em relação à dor é aceitá-la, relaxando física e mentalmente. Isto significa que se deve mudar da postura de vítima involuntária para a de observador que aceita a dor. É fácil perceber que o observador tem muito mais controle que a vítima. *Para se assumir o controle da dor deve-se parar de tentar afastá-la.*

A próxima questão é: o que o mantém se segurando? Algumas vezes é a falta de consciência. Se não sabe que está se prendendo, você não pode se soltar. É como a capacidade de relaxar a tensão nos ombros tão logo se observa que eles estão tensos. Tomar consciência de si mesmo, física e mentalmente, é o primeiro passo.

Uma razão comum para não querer livrar-se da dor é que existe algo nela de que você precisa, e pensa que não pode conseguir de outra maneira. Considere minha enxaqueca. Eu me comprometia a fazer mais tarefas do que o possível e ficava, então, extremamente tensa e ansiosa. Aí eu me queixava e culpava os outros por terem me colocado em uma situação que, obviamente, eu havia criado. O estresse e a tensão cresciam, e cedo ou tarde a dor de cabeça começava.

Ela servia para vários propósitos. Primeiro, mostrava àqueles "insensíveis", a quem eu culpava por meu excesso de compromissos, o quanto eles eram cruéis e o quanto tinham me ferido. Segundo, era o único jeito legítimo de ter um pouco de descanso e não precisar trabalhar por algum tempo. Uma dor de enxaqueca tem precedência sobre tudo que precisa ser feito. Terceiro, era a única maneira que meu corpo encontrava para liberar toda a tensão acumulada. A enxaqueca era sempre como uma tempestade, e quando terminava eu estava debilitada, mas purificada e totalmente relaxada. Era muito ruim que meu corpo tivesse de lutar consigo mesmo até a morte e, então, jazer exausto para relaxar.

Com muitos de nós, ocorre algo semelhante em relação à dor e a outras doenças e tensões. Os psicólogos chamam esses benefícios da doença de ganho secundário. Por que eu iria querer me livrar das enxaquecas? Eu precisava delas. Embora o preço fosse alto, na economia do corpo-mente as enxaquecas, sem dúvida, valiam a pena. O corpo-mente possui uma sabedoria incrível e procurará, de qualquer jeito que possa, ao menor preço possível, trazer-nos para o estado de equilíbrio e regulação.

Mas não tire conclusões ainda! Algumas vezes, não há ganhos secundários de uma doença – é apenas o que é. Porém, o simples exercício de inquirir honestamente a sua própria experiência – e identificar os ganhos secundários que *possam* existir – pode trazer esclarecimento. Se você, como eu, achar esses ganhos secundários, o desafio – verdadeiramente fascinante – será encontrar meios saudáveis de obter o mesmo fim. No caso das minhas enxaquecas, eu simplesmente tinha que parar de fazer tudo sozinha. E, acredite, aprender a pedir ajuda foi um aprendizado crescente de humildade, honestidade e equilíbrio.

Usando a respiração para aliviar a dor

Desde o final da década de 1960 tive como apoio para minhas enxaquecas a respiração da meditação e da yoga, com as quais você está familiarizado. Mas eu aprendi a usar a técnica de tomada de consciência plena para a redução de dor com meu colega o Dr. Jon Kabat-Zinn. Seu livro, *Full Catastrophe Living: Using the Wisdom of Your Body and Mind to Face Stress, Pain, and Illness* (Superando catástrofes: Usando a sabedoria do corpo e da mente para lidar com estresse, dor e doenças), é referência no assunto, e descreve maravilhosamente bem como a consciência plena – a atenção momento a momento, sem julgamentos ou preconceitos – ajuda a diminuir a dor. Esse treinamento foi introduzido na medicina comportamental no final da década de 1970 pelo Dr. Kabat-Zinn na clínica de redução de estresse e relaxamento que ele fundou e dirigiu na Faculdade de Medicina da Universidade de Massachusetts. Ele notou que o componente central da meditação budista era originalmente descrito como um guia para aliviar a dor e o sofrimento. Em um estudo com 225 pacientes crônicos treinados nas técnicas de meditação de consciência plena, que incluíam alongamento e respiração, ele descobriu que a maior parte dos pacientes continuava a praticar uma ou mais técnicas, particularmente as de respiração, por mais de quatro anos depois do treinamento. A grande maioria reportou uma melhora grande ou intermediária nas dores com o passar do tempo. Algumas das sugestões que você lerá são inspiradas no livro do Dr. Kabat-Zinn.

Aqui está a ideia básica, modificada pela minha experiência pessoal e médica, e enriquecida pelo uso da imaginação. Feche os olhos e mude para a respiração abdominal. Enquanto respira, permita-se estar cada vez mais consciente da dor (a sensação física imediata, não seus pensamentos sobre ela). Isto é eficaz não só para dor física, mas também para a emocional, como ansiedade, culpa, medo, tristeza ou depressão, que se instala em seu coração, abdome, garganta ou músculos. *Não se feche.* Abra-se para as dimensões físicas da dor e sinta-a completamente. Esteja presente em suas nuances. No começo, quando ousamos senti-la inteiramente, ela pode parecer mais intensa.

Em seguida, pode ir e vir ou mudar de posição. A dor pode se transformar em calor ou sensação de eletricidade, ou em prazer, já que ambas as sensações são na realidade próximas, quando vistas de uma perspectiva neuroanatômica. Continue a respiração abdominal "vendo" a dor, observando-a com todos os sentidos internos. Este é o aspecto da consciência plena, e para muitos opera milagres. A dor que era intensa, após a prática da meditação, pode mudar dramaticamente apenas pelo fato de que, agora, nós a percebemos, em vez de tentarmos resistir a ela.

Eu gostaria de apresentar um novo instrumento para lidar com a dor. Quando você ficar plenamente consciente e presente à dor, imagine que pode respirar para dentro e para fora dela, do mesmo modo que pode respirar para dentro e para fora de seu abdome. Imagine a inspiração como uma atenção amorosa, o oposto de tentar afastá-la. Relembrar uma ocasião em que você amou ou se sentiu realmente amado ajuda a imaginação. Eu sempre uso a lembrança da amamentação de um dos meus filhos em uma cadeira de balanço, acalentando a criança totalmente relaxada e satisfeita. Em tal lembrança, pode-se sentir resposta do corpo ao amor; é uma sensação expansiva de abertura e relaxamento. À medida que inspira, deixe essa sensação de amor penetrar a dor. Envolva-a como você envolve uma criança ou um animal amado. *A dor tem cor ou forma?* Imagine o amor quebrando-a e dissolvendo-a como um tablete efervescente dentro de um copo d'água. Mande o resíduo para fora na expiração.

Talvez a dor cesse durante a meditação, ou talvez você se sinta melhor depois. Mas se tentar essa visualização e começar a analisar os resultados imediatamente, logo estará sentindo dor novamente. Adotar uma atitude permissiva, de curiosidade e receptividade em vez de julgamento e preconceito, permite a você que encare a dor de uma nova maneira. Esse novo olhar, você deve lembrar, é o comprometimento, uma das três atitudes da resistência ao estresse. É mais do que uma maneira de abordar a dor, é uma atitude iluminada que pode transformar sua vida.

Sugestões ao leitor

1. Observe como você reage a situações que provocam ansiedade por uma semana. Reage mais frequentemente de modo autônomo ou com tensão muscular? Tome nota disso. Talvez você reaja de maneira diversa a dificuldades diferentes.
2. Pratique a respiração abdominal várias vezes ao dia. Deixe lembretes onde possa ver.
3. Pratique a "Série para qualquer hora" quando e onde sentir tensão. *A hora de fazer é quando sentir que não tem tempo, talvez quando estiver tenso e apressado.* Isso toma apenas alguns minutos e vai economizar-lhe muito mais tempo, por permitir que aja de modo mais relaxado e centrado. Esta série é uma eficiente forma de prevenção. Livrar-se da tensão antes que os músculos fiquem rígidos é muito melhor que terminar com dor de cabeça, espasmo muscular ou tensão, precisando de massagem ou relaxante muscular.
4. Pratique a "Série de relaxamento do corpo inteiro" diariamente, se puder, e você terá mudanças notáveis tanto na atenção quanto na flexibilidade. Então, poderá usar a série inteira ou qualquer parte dela quando necessário, embora praticar várias vezes na semana traga mais benefícios. O relaxamento muscular progressivo e a respiração completa podem ser usados sempre e são excelentes para quando estiver com dificuldade de dormir.
5. A respiração completa pode ser feita de forma isolada a qualquer hora, no entanto é mais fácil fazê-la inicialmente em posição horizontal; com a experiência, você será também capaz de fazê-la sentado.

6. Para a maioria das pessoas a melhor maneira de aprender a fazer alongamento associado à respiração é procurar uma aula de yoga. As aulas de yoga variam, algumas são orientadas inteiramente para o físico, enquanto outras incorporam uma abordagem mente-corpo ou alguns elementos de espiritualidade. Certifique-se de escolher o tipo de aula que o satisfaça.
7. Se estiver lidando com um problema de dor, considere quais possam ser seus ganhos secundários. Anote-os e procure meios mais saudáveis para satisfazer suas necessidades.

4
A consciência plena e a descoberta do *Self*

Qualquer pessoa que, mesmo estando com boa saúde, bem alimentada, cercada por entes queridos, já sofreu de intensa ansiedade, certamente vai concordar que a paz de espírito é uma condição necessária para a felicidade. Mas como se pode aprender a ter paz de espírito quando a mente é, por natureza, agitada e projeta no passado e no futuro seus desejos e medos infindáveis?

Pense por um momento em sua atividade favorita. Quando você está realmente desfrutando uma coisa de que gosta, como se sente? Enquanto ouve sua música favorita totalmente concentrado, outros pensamentos e desejos desaparecem. Você simplesmente vive o momento. Há contentamento e paz. Inevitavelmente, é claro, sua mente retorna. Como pode sentar-se e ouvir música? Você precisa arrumar a casa, pensar sobre o trabalho, pegar algo para comer, se preocupar com dinheiro, dar um telefonema ou outras mil coisas. Você não está mais no momento, mas distante e apressado.

Se você conseguisse treinar sua mente para se desligar de outros desejos, retornando a eles quando chegasse o momento adequado, por exemplo, para fazer as contas da casa ou dar um telefonema, seria capaz de experimentar a paz de espírito. Um caminho para a paz de espírito passa pela prática apresentada no capítulo anterior chamada *consciência plena*, que foi uma valiosa contribuição do Dr. Jon Kabat-Zinn ao campo da medicina mente-corpo. Seu maravilhoso livro, *Aonde quer que eu vá*, é um convite ao despertar para uma vida plena.

Alice, uma corajosa e valente mulher, era uma poeta e ficcionista, com cerca de 45 anos, quando a conheci no começo da década de 1980. Um exemplo inspirador para a tomada de consciência plena e uma grande mestre para mim, ela participou do primeiro grupo da Clínica Corpo-Mente. Ela sofria de intensa alergia, que a deixava de cama apenas com cheiro de perfume ou um ingrediente inesperado na refeição. Alice descobriu que vários períodos longos de meditação durante o dia ajudavam a diminuir os surtos alérgicos. Ela passou a estudar com afinco a meditação perceptiva. Essa prática meditativa consiste em ancorar a atenção na respiração e, então, observar passivamente pensamentos, sentimentos, percepções e sensações, sem julgamento. Valores como bom e mau desaparecem enquanto uma agradável abertura para o presente emerge.

Depois de se tornar uma adepta da meditação, Alice sofreu um acidente de carro quase fatal. Seu peito foi fortemente atingido e seu cérebro afetado quando o carro que seu marido dirigia perdeu o controle em uma estrada congelada. Os médicos lhe deram 1 por cento de chance de sobreviver. Sua recuperação foi realmente formidável. Após várias semanas na UTI, ela foi transferida para um hospital de reabilitação. Todo o seu vocabulário consistia em poucas centenas de palavras. Como alguns pacientes com acidente vascular cerebral, Alice perdeu o acesso à linguagem. Dificilmente posso imaginar tamanha frustração para qualquer pessoa, principalmente para uma escritora tão talentosa. Ela perdeu também o controle do corpo e ficou como uma criança pequena, tendo de reaprender os padrões básicos de linguagem e locomoção.

Alice sorriu para mim ao relembrar o processo de reaprender a andar. Cada passo era uma meditação. Toda a sua concentração tinha de estar focalizada nas mínimas sensações do ato de andar ou cairia. Ao falar, precisava colocar toda atenção na ordem das palavras para formar uma frase. Ao brincar com blocos de madeira para recuperar padrões espaciais, tinha que realizar cada movimento com total consciência. Toda digressão era óbvia, já que ela não conseguia realizar as tarefas. Normalmente temos muito pouca consciência de onde está nossa mente, mas Alice percebia esse rápido sistema de retroalimentação como uma bênção. Suas deficiências lhe deram poderosos ensinamentos sobre como viver cada momento.

Consciência plena: Meditação em ação

A consciência plena é a meditação em ação e envolve uma abordagem do "aqui e agora" que permite à vida acontecer sem limitações ou prejulgamentos. Significa estar aberto à tomada de consciência de cada momento como ele é e o que poderia trazer. É um estado relaxado de atenção tanto em relação ao mundo interno, de pensamentos e sentimentos, quanto ao mundo externo, de ações e percepções.

Consciência plena quer dizer saborear realmente a comida durante as refeições em vez de pensar em outros assuntos. É se abrir para a experiência do movimento, quando caminhando, e aos elementos, sons e cheiros ao seu redor. Essa forma de percepção é muito diferente do nosso jeito habitual de ver o mundo, frequentemente contaminado por nossos julgamentos e crenças, de modo que não enxergamos a essência real das coisas. É como comer o cardápio acreditando que ele é a refeição.

Durante alguns dos retiros que ofereci, os participantes eram convidados a dar um passeio silencioso e pleno. Não há "objetivo" na caminhada – nenhum lugar para ir e nada para realizar. A façanha é estar presente no passeio. A maioria, normalmente, se espanta ao ver como coisas comuns são incríveis, enquanto a natureza sutilmente revela seus tesouros. Suas percepções se renovam, e eles vivenciam o mundo como uma criança.

Observe crianças pequenas brincando para ver a consciência plena em ação. Elas podem brincar com algo simples como uma tigela. Para um adulto, uma tigela é um recipiente que pertence a uma determinada parte do armário. Para uma criança, uma tigela não tem limites. De cabeça para baixo é um tambor, de lado, uma roda. Com a imaginação, pode se transformar em balde ou em uma espaçonave. Para a criança tudo é fresco e novo. Quanto mais pensamos saber tudo, mais distantes ficamos da experiência renovadora da vida.

Consciência plena requer uma mudança de atitude. A satisfação não é terminar uma atividade, mas realizá-la. Aqueles que são viciados em estresse perceberão que isso é completamente diferente do seu modo usual de perceber as coisas.

Tentar dar conta de várias tarefas ao mesmo tempo não só leva a reações mais lentas, como também favorece a negligência. A realidade, portanto, é que só podemos fazer uma coisa de cada vez. A mente pode divagar entre várias tarefas, mas só pode focalizar uma. Consequentemente, o pensamento multitarefa desperdiça tempo e diminui a eficiência. No caso de falar ao celular e dirigir, é comprovado cientificamente que a diminuição no tempo de reação é suficiente para pôr em risco a sua vida ou a de outras pessoas. Quando interrompe um trabalho para checar seus e-mails, você pode levar de dez a 15 minutos para entrar no ritmo novamente. Alguns dos problemas causados pela multitarefa estão bem exemplificados nesta história contada pelo psicólogo e guia espiritual Nossrat Peseschkian:

> Abdu'l-Bahá, filho de Bahá u'lláh, o fundador da religião Bahá'i, foi convidado durante uma viagem a jantar com uma família. A esposa tinha boas intenções e queria demonstrar sua habilidade culinária. Ao servir a comida, desculpou-se pelo fato de tê-la queimado, porque, enquanto cozinhava, lia orações para que a refeição ficasse saborosa. Com um sorriso amigável, Abdu'l-Bahá disse: "É bom que você reze, mas na próxima vez que estiver cozinhando, reze com um livro de receitas."

Cozinhar plenamente seria considerado um ato de devoção mais verdadeiro do que se dividir entre cozinhar e rezar, não fazendo bem nenhum dos dois. O professor de meditação budista vietnamita, Thich Nhat Hanh, fala, em seu livro *The Miracle of Mindfulness* (O milagre da consciência plena), sobre a oportunidade de ser pleno em atividades cotidianas. Em vez de lavar a louça com pressa, para fazer algo que você goste mais, por que não fazê-lo com atenção total? Repare no calor da água, na sensação do sabão em suas mãos, no movimento de levar os pratos à água, note como seus músculos funcionam. Essas são, todas, experiências agradáveis se você estiver disposto a estar presente, em vez de encarar essas atividades como simples obrigações. Jon Kabat-Zinn adotou com sucesso o exercício de consciência plena na vida diária como parte de seu programa de redução de estresse, e, por nossa vez, nos inspiramos nele para desenvolver parte dos programas da clínica. Vinte e cinco anos depois, a minha própria vida foi transformada por isso.

Um exercício de consciência plena

Primeiro passo: Exercício diário

Escolha uma atividade, por exemplo, escovar os dentes, enxugar-se após o banho, comer uma fruta, fazer amor, ou qualquer outra atividade, e a realize como uma meditação, com consciência plena. Tente e se surpreenderá ao perceber como uma fruta – ou um beijo – tem outro sabor quando você está consciente.

Segundo passo: Abrindo-se para o momento

Você pode treinar para se tornar consciente, cultivando a consciência de onde sua mente está e, então, decidindo onde deseja que ela esteja. Por exemplo, se precisa planejar seu dia enquanto caminha até o ponto de ônibus, você fez uma escolha consciente. Tente planejar sem entrar em ruminações que não levam a nada, a não ser tensão.

Se não precisa planejá-lo, então *simplesmente seja*. Centre-se na respiração, dê um suspiro de alívio e permita-se experimentar o ritmo da respiração e da caminhada. Em pouco tempo estará andando num ritmo confortável, talvez dois passos para inspirar e dois para expirar, ou qualquer outro que seja melhor para você. Este pode ser o foco, a âncora, que mantém sua mente fixa enquanto se concentra no que está ao redor – árvores, nuvens, pessoas –, sem julgamento. Simplesmente aproveite o momento.

Terceiro passo: Tomada de consciência do pensamento e da reação física

Ao praticar a tomada de consciência plena, inevitavelmente, sua mente irá divagar. Aprender a observar por onde ela vai é também uma prática de conscientização. No capítulo anterior começamos o treinamento de tomada de consciência nos níveis básicos: músculos e sistema nervoso autônomo. Aqui observamos os dois tipos de pensamentos que produzem essas alterações corporais:

- Não angustiantes: pensamentos como "O que fazer para o jantar?" ou "É melhor ver tevê ou ler?" vêm e vão sem provocar reação física. Eles não têm muita importância.
- Angustiantes: pensamentos como "Por que minha esposa e eu não nos damos bem?" ou "Tenho medo que essa doença me mate" provocam respostas emocionais como medo, culpa ou raiva. Esses pensamentos são muito poderosos, e, além de tirar-nos do momento presente, provocam reações corporais no nível emocional.

Uma de minhas pacientes, uma jovem enfermeira que sofria de ataques de ansiedade, ficou surpresa ao ver que a ansiedade não surge espontaneamente. Havia certos pensamentos que precediam seus ataques, enquanto outros os mantinham. Quando aprendeu a controlar os pensamentos, sua ansiedade diminuiu gradualmente, até quase desaparecer. Como você verá nos próximos capítulos, é possível romper o ciclo de desatenção, preocupações e condicionamentos passados, em várias partes: pensamentos, sentimentos, ou a própria ação. Vamos começar considerando como a mente adquire os condicionamentos que dão origem à repetição mecânica.

Condicionamento mental

O aprendizado do homem é um processo de condicionamento. Uma vez que um evento tenha ocorrido, são formadas impressões na mente que facilitam sua recorrência em circunstâncias semelhantes. Você se lembra dos cachorros de Pavlov? Caminhos neurais se formam em resposta a nossas experiências, como rios que se formam pela neve derretida. Esses caminhos têm sulcos familiares, oferecem menos resistência e, à medida que os pensamentos navegam por eles, ficam mais profundos e cômodos. Em outras palavras, nós desenvolvemos rotinas de pensamentos. Eventos emocionais são condicionados de forma semelhante. Como programas obsoletos, impressões armazenadas podem ser revividas interminavelmente pela vida afora. Essa repetição mecânica continua, a não ser que façamos brilhar a luz da consciência sobre ela e mudemos nosso condicionamento do passado, deletando os programas antigos e formando novas trilhas neurais, a partir de um processo que os neurocientistas chamam de maleabilidade mental.

Quando eu era uma menina e estava passeando com meu pai, um cachorro preto enorme apareceu na esquina. Meu pai entrou em pânico e imediatamente arrastou-me, atravessando a rua. Fiquei espantada com seu medo, pois o cachorro parecia manso e tive vontade de acariciá-lo. A realidade do animal teve muito pouco a ver com nossas reações, totalmente diferentes, e com nossos pensamentos.

A mãe de meu pai tinha sido mordida por um cachorro, quando ele era criança, e ele ficou muito impressionado. Guardou a lembrança de que cachorros são ameaçadores e perigosos. Eu, por outro lado, estava acostumada com a *collie* extremamente amigável de minha amiga Nancy. Meu grande desejo era ter um cachorro como o dela. Nós raramente vemos as coisas como são, ao contrário, vemos o reflexo de nosso próprio condicionamento. Formamos crenças e agimos baseados em opiniões e premissas, como se fossem reais, e assim nos fechamos para novas experiências. Meu pai tinha preconceito contra cachorros, e essa atitude o manteve preso em um apartamento por vários anos, pois não comprava uma casa por receio de haver grandes cachorros na vizinhança.

Convicções antigas criam barreiras de vários tipos. Algumas, como o medo de cachorros, são óbvias; outras são mais sutis. Às vezes, apenas a consciência de um antigo padrão de comportamento é o bastante para mudar a situação. Outras vezes, é apenas o começo.

Ben era um encanador de 58 anos que me procurou com dores no peito e insônia. Quase como que em segredo, contou-me que tinha fobia de dirigir. Era capaz de dirigir durante o dia, mas não à noite. Conseguia dirigir na direção leste da rodovia Massachusetts, mas não na oeste. A fobia havia começado cinco anos atrás, após ter se recuperado de um traumatismo craniano que o deixou sem memória de como tinha ocorrido.

O tratamento usual para fobia é entrar em um estado de relaxamento e, então, imaginar-se progressivamente se entregando à situação fóbica, enquanto mantém o estado de relaxamento. Quando você conseguir permanecer relaxado enquanto a mente reprisa as fantasias amedrontadoras, a resposta condicionada que leva ao ciclo de ansiedade é rompida. A resposta de fuga ou luta é separada das fantasias da mente. Ensinei Ben a meditar e a fazer uso da respiração e do alongamento para quebrar o ciclo de ansiedade. Mas sua fobia era tão poderosa, como em casos de estresse pós-traumático, que ele precisava de um trabalho mente-corpo mais profundo e específico. Nós decidimos tentar uma técnica chamada dessensibilização progressiva, gradualmente revivendo seus medos em um estado de relaxamento.

Juntos organizamos uma sequência, ou gradação, de situações que ele achava amedrontadoras. A menos ameaçadora era dirigir no final da tarde, e a mais ameaçadora era dirigir na rodovia à noite na direção oeste. Ben facilmente entrou em um estado meditativo e passou pelos primeiros estágios da sequência sem problemas. Apesar de sua mente ter reprisado o perigo, ele conseguiu que seu corpo relaxasse. Eu estava achando que seria fácil. Ele poderia rever a gravação da sessão algumas vezes e, então, começar dirigindo com sua esposa à noite, até que, em algumas semanas, fosse capaz de dirigir sozinho na rodovia na direção oeste. Estávamos quase nos aproximando desse estágio da sequência quando minha fantasia sobre como isso seria fácil evaporou-se.

Ben começou a gritar. Pus a mão em seu ombro, dizendo que ele era capaz de respirar e relaxar, ou respirar e ir até o final do que estava acontecendo internamente. Após um minuto ou dois, Ben abriu lentamente os olhos. Sacudiu a cabeça, quase sem acreditar: "Foi uma experiência surpreendente. Mal posso acreditar. Foi tão real como se estivesse de fato acontecendo."

Ben explicou o conteúdo da lembrança que o fizera gritar. Uma noite antes do Natal, cerca de cinco anos antes, ele entrou no carro e pegou a rodovia na direção oeste. De repente, sentiu o cano de uma arma em seu pescoço. Havia dois homens no banco traseiro. Mandaram que ele tomasse uma saída e dirigisse para um grande descampado, onde foi assaltado e recebeu coronhadas. Ben acordou no hospital com uma concussão severa e sem nenhuma lembrança do que tinha acontecido.

No estado relaxado de meditação, em que o inconsciente torna-se acessível, sua memória reprimida veio à tona. Para Ben, o fato de entender a raiz de sua fobia foi uma descoberta importante. Ele poderia lidar muito melhor com a realidade que a tinha causado do que com suas sombras – a ansiedade difusa e a dor no peito que lhe tiravam o sono, sem razão evidente. Sua dor torácica desapareceu quase que imediatamente, bem como a insônia. Nas semanas seguintes, voltou a dirigir como antes, usando a respiração como ferramenta para se soltar e ficar relaxado, dominando seu medo condicionado.

Os medos que criam respostas condicionadas, como as de Ben, já foram reais: os cachorros realmente morderam, seus pais eram mesmo críticos ou os ladrões de fato atacaram. Mas continuar nos protegendo, uma vez que a situação já passou e, pior ainda, ver a antiga situação onde ela não existe, é perder espontaneidade. Embora a experiência de Ben seja extrema e mais difícil de trabalhar, todos nós já perdemos nossas liberdades de maneiras mais sutis. O irmão de minha amiga Ellen costumava fazer-lhe cócegas intensas quando ela era pequena e até hoje ela recua quando a tocam perto das axilas. Quando ela e o marido fazem amor – um contexto completamente diferente –, ela congela caso ele a toque da maneira errada. Embora Ellen não rejeite conscientemente o marido, acaba ficando irritada e distante por conta de uma resposta condicionada ao que, na verdade, é um toque amoroso.

A mente é como o motor de um carro. Quando está engrenada, somos levados por sua força. Pensamentos repletos de raiva geram mais raiva, e pensamentos ameaçadores atraem mais medos. A mente toma a forma de tudo em que esteja absorvida. Mudando para uma posição neutra, respirando fundo e adotando uma posição de observador consciente, você pode desligar-se da mente, mesmo que ela continue funcionando.

Dessa maneira a mente pode tornar-se um servo em vez de ser o senhor, se você aprender a viver no presente e não no passado, ou no futuro. Para conseguir isso é preciso analisar como a mente funciona.

Condicionamento mental saudável

Através dos séculos filósofos e psicólogos desenvolveram diferentes mapas da mente. A importância de entender o funcionamento mental é que ele nos permite cultivar o que William James, físico americano e fundador da psicologia, chamou de "condicionamento mental saudável" no final da década de 1890. *A mente é uma ferramenta que usamos, não é feita para ser nosso carcereiro*. Algumas atitudes asseguram o equilíbrio mental: cultivar a consciência plena, praticar o perdão, agir com altruísmo e compaixão e aprender a ser grato. De forma semelhante, algumas atitudes levam à confusão mental e ao estresse. Os budistas se referem a elas como venenosas para o estado mental. São elas: o desejo – nossa insistência em crer que a felicidade está fora de nós e que podemos nos satisfazer perseguindo infindáveis objetivos –, a raiva – que surge quando nosso egoísmo tenta defender apenas nossos interesses, julgando outras pessoas e situações duramente – e a ignorância da simples verdade de que tudo está conectado e em constante mudança.

Para entender o processo de cura da mente – criando as condições para um condicionamento mental saudável e repleto de paz – nós trabalharemos com um simples mapa da mente que meu colega, o psicoterapeuta Steve Maurer, costumava compartilhar com os participantes de nossos programas mente-corpo. O mapa é extremamente útil, pois pode ajudá-lo a compreender e usar a mente da melhor maneira:

A mente consciente. As cenas, os sons, os cheiros, os gostos e o contato físico que nossos sentidos percebem são as formas mais simples de dados que temos do mundo. Nesse nível, um cachorro preto é um cachorro preto. Não é amedrontador nem agradável. Apenas é. A dor de um quadril fraturado ou de fibromialgia não é boa ou ruim. É uma sensação nua e crua. Quando somos bebês, antes de desenvolvermos a experiência e a linguagem, a percepção sensorial é nossa consciência primária. Se estamos com fome ou assustados, choramos. Quando ficamos cansados, dormimos. Caso nossa bexiga esteja cheia, urinamos. Não há separação entre percepção e ação, nem há consciência ou percepção de contexto. Em algumas formas de meditação que fazem uso da consciência plena a atenção à percepção sensorial é um foco primário. Fechar os olhos e simplesmente reparar na sensação de seus pés tocando o chão é uma experiência primária de energia corporal e vivacidade.

A mente inconsciente. Cada uma de nossas experiências é codificada como uma impressão – e, algumas vezes, como uma rede neural bem desenvolvida – no sistema nervoso. É por isso que não precisamos aprender a dirigir o carro cada vez que sentamos ao volante. Como veremos no capítulo 6, a mente inconsciente é um tesouro de aprendizagem que pode ser aberto para trazer sabedoria – ou pelo menos experiência – a qualquer situação. Como já vimos, é também uma caixa de Pandora de medos, desapontamentos e velhos padrões comportamentais, que já não são mais relevantes, embora persistam, para o bem ou para o mal, a não ser que assumamos o compromisso de iniciar um programa que nos ajude a adquirir um condicionamento mental saudável.

O intelecto. É a notável capacidade de ser racional usando dados das percepções sensoriais conscientes e de aprendizados armazenados no inconsciente. A forma mais pura do intelecto é "pensar por escolha", em vez de se atrapalhar com hipóteses e lamentos, ou se deixar cegar por desejos, medos ou preconceitos. O processo Hoffman Quadrinity, um programa de uma semana que cura velhos padrões da infância, afirma que muitos dos nossos aflitivos diálogos internos (quando nos vemos presos a dúvidas, julgamentos, raiva, pensamentos estressantes, medos e confusão) são conversas altamente padronizadas e repetitivas entre nosso intelecto e nossa criança interior doente. Você pode tentar observar sua própria mente para testar a veracidade dessa afirmação. Quando o intelecto funciona claramente, livre de medos e dúvidas de padrões históricos, a mente está no seu auge, funcionando de um jeito novo e criativo.

O ego. Como eu descreveria a mim mesma? Sou esposa, mãe, avó, psicóloga, autora de vários livros, palestrante, locutora de rádio e pequena celebridade televisiva. Sou ciclista, esquiadora, jardineira e cantora. Sou vulnerável, engraçada, ligeiramente neurótica e trabalho demais. Adoro meu marido, meus filhos, meus netos, meus amigos e meu cachorro. Sou muito prática e profundamente espiritualizada. Busco a libertação desta vida em seu sentido mais amplo – liberdade dos condicionamentos passados e comunhão com um todo maior. *Eu, eu, eu. Meu, meu, meu.* É essa descrição, essa ladainha egocêntrica, quem realmente sou? Isso é, certamente, o ego, mas talvez não a Joan por inteiro. Às vezes o ego é mais como uma máscara de carnaval do que uma expressão autêntica do ser. Uma identidade é útil em muitos casos, mas se você acreditar nela como algo fixo, reificado, ela se transforma em um pilar de sal, como o que a esposa de Lot se transforma ao olhar para Sodoma e Gomorra. O ego é o que deseja se apegar em vez de fluir com a mudança, que é a verdadeira essência da vida. Ser completamente humano requer, primeiro, formar um ego, então, entendê-lo, e, finalmente, transcendê-lo, a fim de integrar uma realidade maior. Isso significa *ter* um ego, mas não *ser* um ego, não permitindo que seus medos e desejos governem sua vida.

As quatro partes da mente serão aprofundadas nos capítulos que se seguem. Uma vez que o ego é a parte da mente mais afetada pelos medos, sustentando as repetições sem sentido dos velhos padrões da mente, é importante compreender um pouco sobre seu desenvolvimento.

O desenvolvimento do ego: O juiz

O ego se desenvolve na infância. No início, uma criança pensa que ela e sua mãe são um só. Mais tarde ela começa a desenvolver o senso de separação do *Self*. Se você se sentiu exasperado alguma vez diante dos "*nãos*" de uma criança de 2 anos, já viu o ego se desenvolvendo. Todos os seres humanos precisam saber que são pessoas com seus próprios direitos, capazes de viver e criar de um jeito que é, ao mesmo tempo, moralmente apropriado e único.

O papel básico do ego é criar uma identidade através da qual possamos expressar nossa singularidade. Infelizmente, no seu desenvolvimento, o ego costuma encontrar grande número de mensagens confusas que deixam a impressão de medo e insegurança. A criança cujos pais são muito ocupados, estressados ou incapazes de prover um ambiente familiar adequado (com amor e cuidado consistentes, que geram confiança na segurança do mundo) desenvolve vários meios de conseguir atenção e se sentir vista, desde ser exemplar em tudo até pôr fogo na casa. Os dois comportamentos são, simplesmente, tentativas de conseguir o que a criança necessita para sobreviver: reconhecimento de seu valor inerente.

Para a maioria de nós o ego é uma mistura. Ele gera alguns comportamentos que levam a intimidade, produtividade e criatividade e outros que criam pensamentos rígidos e barreiras para viver o presente. Uma barreira comum é aquela que muitos temos em torno do coração. Temendo sofrimento e abandono, nos fechamos para o amor.

O ego expressa suas inseguranças por meio de julgamentos e implacáveis comparações, tentando garantir a felicidade com rígido controle das situações e pessoas, que encara como separadas de si mesmo. Por essa razão, eu chamo o ego de Juiz. Ele tende a dividir a vida em categorias rígidas: bons e maus, nós e eles, preto e branco. Procura cegamente o prazer e evita a dor, prende-e à ilusão de que é necessário ser bom para garantir a própria sobrevivência. A verdade sobre a realidade – de que tudo é conectado – não é apreciada, e, como resultado, emoções aflitivas como medo, raiva e inveja se tornam hábitos impregnados na mente.

Indo além da mente: A testemunha

A mente de um bebê ainda não se desenvolveu. Ela tem consciência, isto é, percepção sensorial, mas no princípio não associa nenhum significado ao que percebe. Através da experiência e do condicionamento as outras três partes da mente são estruturadas. Do que a mente é feita? Você cessa de existir se sua mente estiver totalmente silenciosa, sem existir mais? Estas são perguntas nas quais vale a pena pensar.

Tente esta experiência antes de continuar lendo. Já que a mente se expressa por palavras, durante o próximo minuto torne-se a testemunha, o ouvinte de sua mente. Feche os olhos, solte um suspiro de alívio, faça três respirações abdominais e ouça sua mente por um minuto.

O que aconteceu? Você, provavelmente, teve uma ou duas experiências. Ou viu os pensamentos passarem ou, estranhamente, não houve pensamentos. Quando Steve Maurer sugeria esse exercício a nossos pacientes, eles, muitas vezes, ficavam espantados ao notar que, quando observavam atentamente a mente, ela tendia a parar ou a diminuir o ritmo. Steve costumava dizer que a mente fica desconfortável quando a observamos. Geralmente, a experiência de observar a mente, estando ela em silêncio ou em movimento, é uma experiência de paz. Você não para de existir quando sua mente fica em silêncio. Você continua consciente de sua própria existência e consciência, o que transmite tranquilidade. Tente a experiência de novo por um minuto.

A meditação desenvolve a habilidade para nos tornarmos conscientes de uma parte da mente que não julga, mas é apenas uma Testemunha. A Testemunha é a parte da mente que observa, que toma consciência do pensamento. Uma vez que a Testemunha está além do ego, ela não fica presa ao julgamento, e se contenta com qualquer situação. Outro nome para a Testemunha é *Self*, ou mente não condicionada. Ela é a mesma em todas as pessoas porque não está condicionada por nossas experiências. Ela existe antes da experiência e da formação das diferentes partes da mente. Para muitos outros psicólogos e filósofos, o ego é chamado de *self* com "s" minúsculo porque representa nossa história pessoal, com todas as limitações de nossas atitudes e medos. O *Self* com "S" maiúsculo representa nosso potencial totalmente ilimitado.

O reconhecimento de que há uma semelhança essencial entre cada ser humano, que o íntimo de cada um de nós consiste na mesma consciência, faz parte da essência da maioria das experiências espirituais. O budismo é um excelente sistema onde experimentamos o despertar de nossa verdadeira natureza. O hinduísmo fala que o Atman, ou o *Self*, é ser um com Brahmam, ou a Realidade Suprema. O padre Thomas Keating, que ensina uma forma de meditação chamada oração centrante, fala sobre como desfazer o falso *Self* e revelar o verdadeiro, que ele identifica como a nossa parte da consciência divina.

Os sistemas de crescimento psicológico têm um objetivo semelhante, quando falam em quebra de limites, mas em geral não ajudam a revelar a verdadeira natureza. Não obstante, quando a dúvida e o medo são desmantelados, nós normalmente nos tornamos conscientes de uma fonte interna de segurança, compaixão, paz e alegria, que contribui para a plenitude da vida. Os mapas da mente – tanto espirituais como físicos – permitem a realização ou atualização do potencial interno que habita em nós, sendo nosso objetivo a busca por realização pessoal, por um despertar para o mundo, a união divina ou simplesmente adquirir consciência plena e paz interior. Aprender a se libertar dos preconceitos e penetrar o reino da Testemunha – no qual sentimos nossa conexão com o todo – é uma habilidade importante a ser desenvolvida.

MARY, UMA DAS PACIENTES da clínica, com câncer, contou para seu grupo mente-corpo uma bela história. Ela ficara sabendo de seu câncer de ovário uns poucos meses antes e, tendo feito uma cirurgia, estava na metade de um curto período de quimioterapia. Ela e o marido decidiram ir para as montanhas Adirondack para descansar da tensão dos meses anteriores. No final de uma tarde, no início da primavera, eles estavam sentados às margens de um lago límpido da montanha, ouvindo atentamente o canto dos pássaros e o barulho do vento. O sol poente abria-se em um espetáculo panorâmico, uma explosão de vermelhos e roxos que tremeluziam, refletindo-se na plácida superfície da água. Subitamente, Mary perdeu a usual percepção de si mesma olhando a água. Em vez disso, ela sentiu uma forte experiência de ser *una* com a água, com os pássaros, com o céu, com a Terra e com o marido. Os limites entre ela própria e suas percepções tinham se desvanecido. Mais tarde, Mary percebeu que a experiência havia durado apenas cerca de dez minutos, mas pareceu atemporal.

Esforçando-se para expressar seu estado emocional, falou de paz transcendente, união com o universo e amor total. Continuou dizendo que, agora, se sentia menos temerosa a respeito de seu câncer porque tinha sentido, de maneira privilegiada, que a consciência humana não é limitada ao indivíduo. Os outros membros do grupo ficaram muito tocados pela descrição, que lhes trouxe lembranças de experiências semelhantes, embora menos intensas.

Rendendo-se ao que acontece

John, um paciente que ficou cego devido ao diabetes, comentou certa vez que ser cego não era o seu problema. O problema de John era que ele não conseguia deixar o desejo de não ser cego. Logo que sua mente começava a desejar que a vida fosse diferente, ele começava a sentir-se revoltado e frustrado, o que o tornou tenso e irritado. Seus desejos frustrados trouxeram lembranças de outras vezes em que se sentiu impotente e com raiva. O desejo de John era mudar de atitude mental e aprender a viver com sua cegueira.

John estava preso da forma mais comum: o desejo de que a vida fosse diferente. Esta é a essência do sofrimento. Não afirmo que não deveríamos ter desejos ou sonhos para construir um futuro melhor para nós e para o mundo. Mas nem o passado nem o momento que você está vivendo agora podem ser mudados. Eles são o que são por definição. Quando nos frustramos com a realidade – "Oh, está chovendo! Por que sempre chove na minha folga? Odeio a chuva!" –, nossas reclamações trazem tristeza, em vez de paz. Quando brigamos com a realidade, apenas uma coisa é certa: *nós vamos perder*. O caminho para a paz é se render ao que acontece.

Quantas vezes sua mente lhe disse que você só poderia ser feliz se perdesse 5 quilos? Ganhasse mais dinheiro? Tivesse mais saúde? Mesmo que essas coisas aconteçam, você passa para as próximas condições rumo à felicidade. As condições são como a cenoura que balança na frente do burro. Você nunca as alcança.

A felicidade só pode acontecer no momento em que os desejos cessarem. Na hora em que a mente ficar quieta e não estiver pensando, desejando ou temendo; totalmente absorvida e atenta. Você consegue recordar a experiência de estar realmente com sede num verão quente e a satisfação de tomar uma bebida? Toda vez que a mente está completamente absorvida, perfeitamente consciente, ela fica tranquila, e você, automaticamente, experimenta a consciência não condicionada, o *Self*, que está sempre lá, mas geralmente fica escondido atrás das agitações da mente. *Como a gratificação do desejo leva à calma temporária da mente e a experiência do Self repleto de paz e alegria, não é de espantar que fiquemos presos à ideia de que a felicidade vem com a satisfação dos desejos. Devemos lembrar o velho provérbio: "A felicidade não está nas coisas, mas em nós."*

Embora conseguir algo que queremos, ou evitar algo que não queremos, possa trazer-nos paz, ela nunca é duradoura. A mente está sempre buscando o próximo momento de paz por meio da satisfação de um desejo. Entre momentos de satisfação, a vida para a maioria é geralmente desagradável. A verdadeira paz de espírito vem do abandono da ilusão de que saciar desejos dá prazer. Nesse estado você vê cada momento como uma oportunidade de viver plenamente, de estar consciente. Em vez de lavar os pratos com o pensamento de que a vida está em suspenso até que a tarefa desagradável termine, você pode lavar os pratos conscientemente, prestando atenção às sensações da água, às bolhas, sentindo os pratos com as mãos. No estado de observação consciente, não há mais julgamentos a respeito de agradável e desagradável. A mente se tranquiliza e você pode sentir a satisfação do *Self*.

Certa vez, uma paciente chamada Sabrina, a quem eu tinha ensinado meditação básica, quis conversar comigo, em pânico. Sua mente havia ficado muito serena durante a prática, e sua respiração se tornara tão lenta que ela mal movimentava seu tronco. O tempo perdeu o significado, seu corpo se encheu de sensações extremamente agradáveis e ela sentiu o que descreveu como felicidade completa e paz, amor incondicional e união com todas as coisas. Descrições como essas são comuns quando se lê sobre a vida dos santos ou os escritos de poetas místicos em êxtase, como Rumi. O problema de Sabrina, no entanto, era ficar presa na roda dos desejos. Por um lado, ela temia que tal experiência a levasse para outros estados menos agradáveis – o velho medo de perder o controle. Quando a experiência não se repetia, o medo dava lugar ao desejo de que ela acontecesse de novo. Sabrina julgava suas outras tentativas de meditar sem brilho, por comparação. Claro que a experiência não podia acontecer enquanto ela estivesse se esforçando para fazê-la acontecer, porque a mente estava presa em julgamentos, o que impedia o estado de presença ainda não condicionado.

Dei a Sabrina o mesmo conselho que um professor de meditação me dera certa vez: "Não tenha expectativas e você não terá decepções." Isto significa adotar um estado mental de abertura no qual esteja livre para seguir o fluxo, aprendendo com qualquer situação que surgir. A atitude de Alice em relação à sua recuperação da lesão cerebral é um ótimo exemplo de abertura da mente. Ao aceitar os acontecimentos à medida que surgiam, ela evitava o sofrimento inevitável dos desejos e medos, encontrando um poderoso mestre naquilo que poderia tê-la feito sofrer.

Encontrar a paz de espírito requer aprender a relaxar. Desenvolver o hábito de respirar e permanecer na posição de Testemunha – o *Self* observador – é a maneira mais rápida de aprender a ser consciente e presente. Respirar conscientemente quando *notar* que está sentindo raiva – sem tentar mudá-la, apensar observando-a – é consciência plena. Ficar preso na experiência da raiva, de modo a ser dominado por ela, é sofrimento. O mais alto ideal de autoconhecimento vem quando o ego retrocede a tal ponto que elogio e acusação sejam tratados igualmente, não havendo exaltação se tudo estiver bem, nem aborrecimento se não estiver. Este é, certamente, um objetivo elevado, mas o esforço é um privilégio que temos como seres humanos, e o caminho para uma consciência plena e saudável, compaixão e liberdade interior.

Sugestões para o leitor

Continue observando sua mente, tanto na meditação quanto durante o dia. Identifique os diferentes tipos de desejos que o impedem de ser feliz agora e os medos que podem impedi-lo de ser feliz no futuro. Você descobrirá que seu ego se revolve em torno de poucas e repetitivas preocupações. Escreva-as. Quando elas ocorrerem, congratule-se por tomar consciência delas. Treine usar a respiração para deixá-las passar. Algumas vezes é bom tomar nota de suas ansiedades, de maneira que possa resolvê-las apropriadamente no tempo reservado para isso. Não tem sentido se preocupar com arrumar a casa, escrever um relatório ou ter alguma conversa, antes que isso aconteça. Faça as tarefas como uma escolha consciente, libertando-se dos condicionamentos inconscientes.

Escolha pelo menos uma atividade cada dia para fazê-la totalmente consciente, com plena atenção, como uma meditação. Se estiver cortando vegetais, corte vegetais. Concentre-se nas cores, texturas e movimentos. Se estiver se enxugando após o banho, apenas enxugue-se. É ótimo. Ram Dass, um ex-psicólogo de Harvard, que passou anos estudando a consciência, resume a consciência plena no seu clássico *Esteja aqui agora*. Coloque alguns lembretes pela casa. A prática é fácil, lembrar-se dela é que é difícil.

Não permita que seu ego o oprima e amedronte. Antigos padrões de comportamento são difíceis de mudar, e geralmente, logo que se tenta, eles parecem ficar mais fortes em resposta. Isso é natural. Muitas pessoas pensam que estão piores que antes de começarem a tomar consciência de si mesmas. Você não está pior, apenas percebeu o que está acontecendo dentro de si mesmo. A tomada de consciência é o primeiro passo para fazer novas escolhas. Compensa ter esse desconforto temporário para chegar a conhecer a si mesmo.

Use a consciência plena para lidar com a dor e a ansiedade. No capítulo anterior descrevi como fazer isso. Continue tentando. Quando perceber a ansiedade surgindo, tente observá-la. Em vez de ficar preso a julgamentos, seja um observador. Se não tentar lutar, mas for um observador e deixar os pensamentos fluírem, a mente logo se acalma. Elizabeth, uma paciente muito ansiosa, era uma dona de casa de 28 anos. Seus frequentes ataques de pânico eram tão severos que ela pensava que ia morrer. Então, um dia, ela disse para si mesma: "Bem, já que estou morrendo, quero morrer cheia de medo e tensão ou pacificamente?" Em seguida, se fixou na respiração e começou a observar a sensação física do pânico. Logo começou a sentir-se tranquila. Não é preciso dizer que ela não morreu. Já que naquela época (agora há vários tipos) não havia medicação que ajudasse Elizabeth nos seus ataques de pânico, ela se convenceu de que a consciência plena era seu único recurso. Essa motivação era importante para ajudá-la a pôr as lições em prática quando precisasse.

5
Armadilhas da mente:
Superando as vis trapaças da mente

No amanhecer de um dia de início de primavera dois monges caminhavam à beira de um rio. O rio transbordava por causa do derretimento da neve, cobrindo a ponte, única forma de atravessá-lo em quilômetros. Uma jovem com um vestido de seda estava na margem, apavorada com a enchente. Ao ver os monges, lançou-lhes um olhar suplicante. Sem uma palavra, o primeiro dos monges carregou-a em seus braços e a colocou sentada na outra margem. Os dois monges continuaram a andar em silêncio até o pôr do sol, quando os votos de sua ordem lhes permitiam falar.

– Como você pôde carregar aquela mulher? – indagou o outro monge, com os olhos ardendo de raiva. – Você sabe muito bem que não podemos pensar em mulheres e, muito menos, tocar nelas. Você sujou sua honra. É uma desgraça para toda a ordem. – Para completar, ele fez um gesto de ameaça para o companheiro.

-- Venerável irmão – disse o primeiro monge –, coloquei aquela mulher na outra margem do rio ao amanhecer. Foi você quem a carregou durante todo o dia.

MEUS PACIENTES SEMPRE riem dessa antiga história zen, porque é uma boa demonstração da maneira como a mente se agarra a uma situação, criando sofrimento muito após ela ter terminado. É muito mais difícil ser como o primeiro monge, largando o fardo na beira do rio para não carregar um problema pelo restante do dia ou até por toda a vida. Embora seja fácil perceber que "deixar para lá" é muito melhor que se prender aos problemas, como podemos aprender essa nova atitude?

Aprendendo a "deixar para lá"

No sudeste da Ásia os caçadores usam uma engenhosa armadilha para pegar macacos. O caçador retira todo o miolo de uma enorme cabaça parecida com uma abóbora, tendo o cuidado de deixar a casca intacta. Em seguida, faz um buraco na casca e coloca uma banana dentro. Após algum tempo, surge um macaco, descobre a banana e enfia a mão na cabaça para apanhá-la. No momento em que o macaco agarra a banana, ele fica preso, pois a mão e a banana não passam através do buraco. O próprio macaco determina seu destino, porque sua mente não consegue desistir da ideia de ficar com a fruta. Ele não consegue "deixar para lá". O macaco se torna, literalmente, um prisioneiro de sua própria mente.

Contrariamente aos macacos, os seres humanos possuem *consciência* e *poder de escolha*, as duas chaves para escapar de qualquer laço. O primeiro obstáculo para o macaco é não perceber que agarrar a banana é a fonte de seus problemas. Sem ter consciência do que está ocorrendo, ele não pode optar por "deixar para lá". Assim como nossos irmãos primatas, frequentemente não reconhecemos que dentro de nossas mentes existe o poder de "deixar para lá" e acabar com uma situação adversa. Em vez disso, achamos mais fácil pôr a culpa em alguma situação imediata que associamos com o sofrimento.

Alguns anos atrás, eu estava preparando algumas vagens, o que faltava para o jantar, quando meu filho Justin, de 15 anos, entrou na cozinha. Ele praticava luta e quando ficava em frente à geladeira com a porta aberta eu sentia como se ele pudesse "aspirar" a comida das prateleiras.

– O jantar está quase pronto – eu disse, mas mesmo assim ele pegou uma maçã.

Ele se inclinou sobre a bancada, comendo a maçã, enquanto eu nervosamente lutava para retirar as pontas das vagens antes que a água fervesse.

– Sabe, mãe, aposto que tia Sandy gasta 100 dólares por semana em táxis. Por que ela não compra um carro como todo mundo?

– Não é tão fácil assim – respondi. Desviei dele para chegar à pia e pegar o resto das vagens cruas do coador. – Ela mora na cidade e teria de pagar estacionamento. Isso é caro demais, e há ainda o financiamento, o seguro, a gasolina, sem falar da manutenção e dos consertos do carro, o que poderia custar tanto quanto pegar táxis. Além disso, ela *gosta* de táxis.

– Mas ela pode comprar um ótimo carro por 6 mil dólares, o que significa apenas 90 dólares por mês. – Ele pegou uma vagem, cortou-a em dois pedaços e começou a passar as metades de uma das mãos para a outra.

– Bem, Justin, talvez tia Sandy não se contentasse com um carro econômico. – A água começou a ferver. Peguei as vagens com as duas mãos. – Um bom carro usado pode custar facilmente 15 mil ou mais. – As vagens caíram na água, respingando suavemente.

– Que desperdício! – ele bufou.

– Não é desperdício – disse eu. – O que custa mais? Um carro que cai aos pedaços em três ou quatro anos ou um carro que dura dez?

Ele fez uma cara feia.

– Não se precisa gastar uma fortuna para comprar um bom carro. – Ele largou as duas metades da vagem na bancada.

Depois de a água ferver mais um pouco, esperei e desliguei o gás. Podia sentir Justin me observando, pensando o quanto ele podia irritar sua querida e velha mãe.

O cabo da panela ainda estava quente e eu o segurei sem pensar. Dei um grito e larguei o cabo na hora. Empurrei Justin e coloquei meus dedos queimados debaixo d'água fria da torneira.

– Isso não é tão importante assim! Além do mais, desde quando você é um especialista em carros? Por que não faz algo útil, em vez de se preocupar sobre como as outras pessoas gastam seu dinheiro?

Justin ficou olhando fixamente para mim. Às vezes olho para ele e vejo o reflexo de minha própria fisionomia assustada. Dei uma risada. Por que estávamos preocupados com um carro hipotético que ninguém sequer planejava comprar?

Justin empurrou a panela para fora da boca de gás e puxou-me levemente para longe da pia.

– Cuidado, ou você vai se queimar!

Refleti sobre o que estava realmente sucedendo em minha mente, o verdadeiro conteúdo. Obviamente, não era sobre carros. Tanto eu como meu filho nos agarrávamos obstinadamente às nossas posições não explícitas. A conversa real era sobre quem sabia mais. Ambos estávamos presos; nenhum dos dois queria admitir que o outro pudesse ter um ponto de vista válido.

A maioria dos pais de adolescentes conhece muito bem esse jogo. Minha mente estava concentrada em estar no controle, em não estar errada. Foi apenas ao respirar e tomar a posição de observadora, de testemunha, como vimos no capítulo anterior, que pude tomar consciência, o que me permitiu escolher. Não havia a quem culpar nem causa alguma para discutir.

– É ridículo ficarmos aqui escolhendo um carro para sua tia – disse a ele.

Timidamente, Justin sacudiu as vagens no coador, colocou-as dentro de uma tigela e disse que ia chamar o pai para jantar. Foi apenas quando mostrei o aspecto cômico de nossa discussão que pudemos abandoná-la e cuidar de outras coisas.

— Ela, provavelmente, ia querer um Porsche — disse ele, rindo ao sair da cozinha.

Ouvindo o que realmente sucedia em minha mente em muitas conversas é que reconheci minha armadilha mental favorita: a necessidade de estar sempre certa. Quando me torno consciente disso, ocorre-me um lembrete do psiquiatra Gerald Jampolsky: "É preferível ser feliz ou estar certo?" Mas é difícil abandonar padrões de comportamento profundamente arraigados em nós. Muitas vezes eu me sentia presa em uma armadilha de meu próprio desejo de estar certa, presa na crença de que só poderia "deixar para lá" se os outros pudessem reconhecer *minha* posição. Eu adiava minha própria felicidade. Isso lhe soa familiar?

Raiva, ansiedade e tristeza, isoladamente ou em conjunto, são normalmente o resultado de nosso apego a um ponto de vista ou comprometimento. Emoções negativas surgem de associações passadas que se repetem em nossas mentes, ou das reações dos outros, que se aborrecem com nossa inflexibilidade. Este capítulo explora a parte da mente que dificulta o desapego. A compreensão do "departamento das armadilhas" da mente de forma ideal ajuda no entendimento do real funcionamento da mente. Tomar consciência é o primeiro passo para uma vida mais sadia. É um "alongamento mental" que dá flexibilidade a nossas percepções, tornando-nos suficientemente livres para nos desapegarmos, o que permite que o elemento da escolha criativa aumente nossas possibilidades.

O departamento das armadilhas da mente

No capítulo 4 analisamos as quatro partes da mente. Provavelmente você se lembra do ego, que caracterizei como um juiz implacável que está sempre classificando o mundo como bom ou mau, avaliando as coisas para obter o que desejamos e evitar o que não queremos. Fazer isso implica uma troca. Não seremos felizes, diz o ego, a não ser que obtenhamos o que desejamos, mas o ego vê o mundo em termos de privações, perigos e perdas. Essa visão contamina até os momentos de satisfação com o medo de que um imprevisto possa surgir e arruinar nossa felicidade. Assim como Esaú, vendemos nosso direito mais essencial por uma tigela de mingau. O mingau é a armadilha: "Serei feliz se obtiver o que quero e evitar o que não quero." Nosso direito mais essencial é a Testemunha interior – a consciência incondicionada que já se encontra plena e feliz, *independentemente* das circunstâncias.

Todas as maquinações da mente surgem desse erro único. Nosso ego reprisa uma torrente sem-fim de filmes mentais, brilhantes imagens do que desejamos e do que não desejamos. Quanto mais reprisamos essas imagens, mais distantes ficamos de nossa Testemunha, nossa única fonte de paz.

Como vimos no capítulo 4, a maior parte da velha bagagem que é transmitida para nossa experiência imediata contém memórias dos desejos básicos do ego: obter o que queremos e evitar o que não queremos. O ego, confundindo a felicidade com a realização desses desejos, perpetua nosso sofrimento por meio de uma série de armadilhas mentais baseadas no medo. A ignorância, que constitui a dinâmica do ego, é o primeiro obstáculo para a liberdade, o maior empecilho para o desapego.

Obtendo o que você deseja

Ter desejos é algo natural na vida. Estabelecer objetivos e lutar por eles alimenta a criatividade e a invenção. O desejo de mudar ativa e impulsiona o progresso. O problema básico não é o querer em si, mas a ideia perniciosa de que não podemos, de forma alguma, ser felizes a não ser que satisfaçamos um determinado desejo. Tive um paciente que se divorciara recentemente. Ele estava tão convencido de que sua felicidade dependia de estar apaixonado que se sentia extremamente infeliz sem um relacionamento. Sua infelicidade se manifestava através de problemas indesejáveis. Ele ficou com insônia, o que o deixava irritado e tenso. Como andava cansado, parou de jogar tênis, e ficou, então, mais tenso ainda. Desesperado, ele tentou esquecer o problema comendo e bebendo, desprezando-se mais e mais nesse processo. Nesse meio-tempo, começou a ter úlceras no estômago e intensas dores de cabeça. Ironicamente, por identificar a felicidade com um relacionamento, e não como algo dentro de si mesmo, ele diminuiu suas chances de atrair uma companheira.

Sofremos no mesmo grau em que consideramos que nossos desejos têm importância vital para a felicidade. Próximo de completar 16 anos, meu filho Justin começou a achar que precisava desesperadamente de um carro. De repente, não havia outra maneira de ir à escola, de ver seus amigos, ou mesmo de simplesmente existir. Sua primeira compra, um carro velho de 40 dólares, não durou mais que duas semanas. Na mesma noite em que o carro virou ferro-velho, ele adquiriu outro, que durou quatro dias até sua colisão com um ônibus escolar em uma rua coberta de neve. No mês seguinte, enquanto esperava o resultado das negociações com a companhia de seguros, Justin aos poucos percebeu que a vida podia continuar. O carro não era a condição única para sua felicidade.

Infelizmente, muitas situações não são tão claras assim. Por exemplo, no casamento, apegar-se à ideia de que não podemos ser felizes enquanto nosso cônjuge não se comportar como o Príncipe ou a Princesa Encantada impede que apreciemos suas qualidades. Ficamos presos ao nosso intenso desejo daquilo que não podemos ter.

Adiar a felicidade até que uma condição seja satisfeita – um novo emprego, um novo relacionamento, uma nova aquisição –, leva ao sofrimento. Ao nos apegarmos aos nossos desejos, estamos nos dizendo que não estamos bem no momento.

Enquanto a vida continua, o sentimento de insatisfação nos mantém presos aos desejos, impedindo que nos desapeguemos e aproveitemos o momento presente.

Lembra-se de seu primeiro apartamento? Que felicidade! Finalmente, um lugar só seu. Mas logo você começa a notar os defeitos. Os quartos são *tão* pequenos, nunca tem água quente suficiente. Os vizinhos de cima ensaiam seus passos de samba às 2 horas da madrugada. Não passa muito tempo e você quer se mudar. Você consegue um apartamento maior. Obtém finalmente o que queria. Até que os vizinhos do lado têm um bebê, e o ciclo se repete. Nunca há um fim para o querer. Quando um desejo se coloca como aquilo que o separa da felicidade, o restante da vida se torna pano de fundo. Seu desejo tornou-se uma prisão, isolando-o da própria vida.

Obtendo o que você não quer

Outro tipo de desejo que discutimos no capítulo 4 é o de querer evitar aquilo que não queremos. Mentalmente, cada um de nós cria um caldeirão efervescente de experiências potencialmente dolorosas, e como cada um é único, os desastres imaginários que borbulham na superfície diferem de pessoa para pessoa. Para um indivíduo, o pior terror pode ser uma viuvez solitária; o inferno para outro poderia ser perder o emprego. Levadas ao extremo, tais preocupações podem paralisar totalmente suas vítimas.

Quando meus filhos eram pequenos, minha mãe lembrava com frequência do sequestro do bebê Lindbergh, quase cinquenta anos antes. Meu avô perdeu o sono durante semanas, se preocupando com o possível sequestro de meu irmão mais velho, seu primeiro neto. Chegou a instalar cadeados em todas as janelas da casa dos meus pais. Na maioria das vezes, as brutais projeções do ego nunca se materializam, mas isso não evita nossas apreensões. O grande sábio que escreve aforismos nas caixas de chá está certo: "A preocupação é o juro de uma dívida pago adiantado." E em vários casos ela nunca é cobrada.

Armadilhas da mente: Duplo risco

O ego procura impedir nossos sofrimentos, tentando explicar por que sofremos. Dividindo o mundo em bom e mau, o ego naturalmente liga eventos dolorosos a algo ruim, e a primeira coisa que faz é olhar as opiniões negativas sobre nós mesmos e sobre o mundo que formamos no correr da vida. Em vez de explorar a situação presente, o ego agarra-se à solução que conhece melhor: opinião sem fundamentos. O ego transforma essas crenças negativas em armadilhas, emaranhados mentais que impedem uma correta apreciação da vida. Sem clareza, não temos consciência, e sem consciência não temos escolha. Acabamos por sofrer, em vez de achar a libertação.

A angústia é apenas parte do preço que pagamos por deixar nossos pensamentos caírem em armadilhas. Algumas armadilhas, principalmente as associadas com conceitos negativos sobre si mesmo, desilusão e desespero, aumentam nossa vulnerabilidade física às doenças.

Você talvez se lembre dos efeitos negativos da sensação de impotência descritos no capítulo 1. Martin Seligman, autor de muitos livros, incluindo *The Optimistic Child* (A criança otimista) e *Learned Optimism* (Aprendendo a ser otimista), fundador da psicologia de movimento positivo, realizou estudos que demonstraram que a maioria dos seres humanos, quando expostos repetidamente a situações sobre as quais não têm nenhum controle, é acometida por uma sensação de impotência que muitas vezes vai além de qualquer evento específico. Seligman e colaboradores realizaram o seguinte experimento: submetiam voluntários a um elevado nível de ruído, sob o qual não exerciam qualquer forma de controle. Mais tarde, essas pessoas eram submetidas a uma nova situação desagradável, em que ficavam expostas à luz excessivamente forte. Dois terços dos participantes do experimento não tentavam ajustar a iluminação do local, mesmo que pudessem fazê-lo. Eles se achavam impotentes.

Seligman analisou cuidadosamente os pensamentos das pessoas pesquisadas e viu que o grupo se dividia em otimistas e pessimistas. Os pessimistas se tornavam impotentes. O pensamento pessimista sobre experiências indesejáveis contém três atitudes (que, como veremos, também caracterizam as armadilhas da mente). Os pessimistas tendem a encarar tudo *pessoalmente*. Eles tendem a se culpar pelas circunstâncias adversas; frequentemente consideram que essas situações são *permanentes*, que durarão indefinidamente; e concluem que são incompetentes em tudo – que sua incompetência é *penetrante*.

Um pessimista, caso o carro dele derrape em um dia de chuva forte e se choque com um ônibus, terá a seguinte reação ao acontecimento: "Eu dirijo muito mal (pessoalmente). Nunca aprenderei a dirigir com cuidado (permanente). Cada vez que tento fazer algo novo, faço tudo errado (penetrante)."

Por outro lado, o otimista culpará as ruas escorregadias, talvez o outro motorista ou a má visibilidade. Ele poderá aceitar a responsabilidade, mas não se sentirá culpado. Também não considerará o acidente como prova de que jamais poderá aprender a dirigir bem. ("Sou apenas um principiante, e principiantes podem esperar uma batida no para-lama de vez em quando. Devo ser mais cuidadoso até adquirir mais prática.") E, por fim, o otimista não interpretará o acidente como um sinal de que ele está terrivelmente arruinado.

Os sistemas filosóficos budista e hindu oferecem técnicas extraordinárias para a observação da mente e para escapar de atividades mentais que causam sofrimento. O texto *Yogasutras*, de Patanjali, um antigo guia para a prática espiritual, contém em sua primeira frase a afirmação que "A yoga é o apaziguador dos movimentos da mente". Esses movimentos, evidentemente, são constantes diálogos internos e declarações negativas repetitivas que solapam nossas energias. O objetivo da meditação, como originalmente ensinado nas tradições espirituais, era conseguir uma tomada de consciência da mente de tal modo que o pensamento pudesse ser uma escolha e não um hábito.

A arte de acalmar a mente, como todas as artes, exige tempo e prática. A informação sobre as armadilhas da mente é suficiente para o início, o mapa rudimentar de um território complicado. Releia as instruções do capítulo 2 sobre meditação. Lembre-se de ser o observador. A meditação é um microcosmo de como usar seu conhecimento em relação às armadilhas mentais. Na meditação você se lembra por alguns segundos de seguir sua respiração, repetir uma palavra ou frase e se identificar com o *Self* interno ou a Testemunha, em vez da mente. De repente, um pensamento surge e capta sua atenção, e você se distrai com associações inúteis, até que finalmente toma consciência da digressão, se afasta desse pensamento e volta a atenção para a respiração. Descobrir as armadilhas da mente é semelhante. Em geral, nos identificamos totalmente com os conteúdos da mente. Então, nos lembramos de tomar distância e observamos, nos perguntando se nossos pensamentos parecem alguma armadilha da mente. Inevitavelmente, a emoção do momento nos envolverá outra vez. Porém, o constante esforço da observação, a lembrança da Testemunha dará frutos. *Por fim, você perceberá que tem pensamentos, mas que você não é seus pensamentos.*

Familiarizar-se com o enganoso modo de agir do ego lhe permitirá trabalhar de forma diferente para desmascarar as representações escondidas atrás dos eventos. Reconhecer as armadilhas mentais em sua reação a determinada experiência não trará alívio instantâneo. As armadilhas da mente são fortes exatamente por terem sido usadas por anos a fio. Para desfazê-las são necessários concentração e um esforço quase heroico. A consciência é o preço da felicidade, independente do quanto possa ser penosa no começo. Somente depois de identificar onde seu ego esconde armadilhas você poderá desapegar-se e começar a fazer escolhas baseadas em uma avaliação mais realista das circunstâncias.

Vamos iniciar nossa discussão das armadilhas da mente com um evento do cotidiano, uma briga doméstica que estraga o dia. Observe atentamente os pensamentos de Jennifer e tente classificá-los como *opiniões* (crenças infundadas maquinadas em sua mente) ou *fatos*. As opiniões, e não os acontecimentos e fatos, são a causa de grande parte do sofrimento.

Sexta-feira, 7h30, tanto Jennifer quanto John estão apressados, se preparando para ir para o trabalho. É a vez de Jennifer preparar o café e ela começou o dia com o pé esquerdo, acordando 15 minutos atrasada. Ela joga dois pães na torradeira e vai para o banheiro. Minutos depois o cheiro de pão queimado interrompe sua aplicação de delineador. Ela corre até a cozinha.

– É tarde demais – diz John, segurando os pães queimados embaixo da torneira. – Aí vai o café da manhã.

Jennifer lhe lança um olhar venenoso.

– Não estaríamos sem pão se *alguém* tivesse ido fazer compras.

– Não precisaríamos de mais pão se você tivesse mandado consertar a torradeira na terça-feira, como disse que faria. Além do mais, *alguém* estava trabalhando em *seu* carro durante o tempo livre, se você lembrar bem.

Jennifer responde agressivamente, dizendo que o carro está pior que antes. John diz que ela própria o conserte da próxima vez. Eles saem de casa feito um furacão e alimentam o ressentimento o resto do dia.

Vamos seguir os pensamentos de Jennifer à medida que seu ego lida com a artilharia pesada, as seis armadilhas mais comuns da mente. Leve em conta que, mesmo que estejamos examinando-as em ordem, a mente nunca é organizada; o pensamento pula de uma armadilha para outra de acordo com nossas idiossincrasias.

Armadilha 1: Autodepreciação

Jennifer: "Eu sou *tão* desastrada! Nunca me organizo para sair de casa a tempo. As coisas sempre desabam à minha volta. Creio que não posso esperar que as coisas sejam diferentes. De qualquer forma, sou uma péssima cozinheira."

O cerne dessa armadilha é uma opinião maldosa e autodepreciativa sem nenhuma evidência para sustentá-la. Na realidade, Jennifer é vice-presidente de um grande banco em Boston. Obviamente, ela não foi promovida se comportando como uma pessoa desastrada. Ela piora a situação ao afirmar que jamais sairá da enrascada. Assim como a pessoa impotente do estudo de Seligman, ela pressupõe que essa situação vai durar para sempre e que reflete o curso de sua vida inteira. Porém, tudo na cozinha de Jennifer – panelas ordenadamente penduradas, facilitando o alcance, e os outros utensílios de cozinha alinhados no balcão – é o retrato da organização. Ao contrário de suas afirmações internas, as coisas em sua vida quase nunca "desabam". A mente de Jennifer criou um conceito negativo de si mesma que nem de longe corresponde ao modo como os outros a veem.

Quando você não sabe explicar seu problema, é fácil presumir que é inadequado, criando uma deficiência artificial. Responder mal a uma criança e em seguida concluir "Creio que sou um péssimo pai (ou mãe)" não traz nenhuma consciência em relação à situação. Tais afirmações nunca questionam *por que* você agiu daquela forma. Talvez você estivesse estressado no trabalho e tenha descontado no filho, ou talvez estivesse repetindo o que seu pai fez a você. Perguntar honestamente, sem culpar, é o começo de um insight que permite maior controle de comportamento e leva a um coração em paz. Se culpar não é mais do que se julgar. Em vez de ajudar a se descobrir, esse comportamento fecha a porta para o aprendizado. A autodepreciação foca no que há de errado, e no fato de você não ser suficientemente bom. Pressupõem que está errado, o que não é nada parecido com *assumir a responsabilidade por entender a situação*. A Armadilha 1 ignora por completo seu poder e sua liberdade de escolha.

As pessoas que caem na primeira armadilha mental geralmente dilaceram seu amor-próprio com imagens distorcidas de seus corpos também. Meu amigo e colega Steve Maurer costumava contar a história de uma amiga, considerada uma das mulheres mais bonitas de seu círculo social. Tinha um nariz distinto, parecido com o de Sophia Loren. Um dia, ela apareceu com bandagens, anunciando que tinha feito plástica no nariz. Por toda a vida ela achara que seu nariz era feio, uma opinião totalmente contrária à realidade.

Ver o corpo de forma tão negativa, levado ao extremo, pode acarretar bulimia, anorexia ou até a morte. Apesar dos distúrbios alimentares serem mais comuns entre as mulheres, muitas vezes estão presentes, de forma encoberta, também entre os homens. O aumento da conscientização sobre a saúde, infelizmente, alimenta expectativas pouco realistas a respeito de nossos corpos. Novas dietas e programas de ginástica surgem todos os dias, promovendo nosso potencial para obter o corpo ideal. Uma colega minha voltou das férias de duas semanas, magra e com uma aparência cansada. Preocupada, comentei sobre sua perda de peso. Para minha surpresa, ela tomou meu comentário como elogio. "Obrigada, Joan, afinal de contas, em nossa sociedade nunca se é suficientemente rico ou magro."

Nem todos manifestam essa armadilha em termos físicos tão dramáticos. Porém, as elucubrações das vítimas seguem a mesma linha – em primeiro lugar, a convicção de que você é mau, e em segundo lugar, que nunca será bom o bastante (bom o bastante *para quê* é uma pergunta com mil respostas individuais). Sob um ataque da Armadilha 1 seu amor-próprio pode desaparecer por completo.

Armadilha 2: O "dever"

Jennifer: "John não deveria ter me respondido mal daquele jeito. Depois de queimar os pães, tive vontade de voltar para a cama e começar o dia todo de novo. Ele deveria ter me dado apoio e carinho. Maridos e mulheres devem se apoiar mutuamente. Pensei que isso fosse a base do casamento. Pensando bem, nosso casamento não é o que deveria ser."

O *dever* é uma palavra-código com a força da sociedade para sustentá-la. Todos nós temos crenças de como a vida deve ser. Todos se beneficiam se paramos no sinal vermelho, honramos a Regra de Ouro e proibimos o uso de armas para resolver nossas desavenças. Em geral, porém, usamos a palavra *dever* para denotar insatisfação por não obter o que desejamos. Jennifer diz para si mesma que não estaria sofrendo por causa dos pães se tivesse um marido que lhe desse mais apoio. É possível que alguém queime os pães do café da manhã e continue feliz, mas Jennifer eliminou esta possibilidade para si mesma. *Não serei feliz,* diz ela, *a não ser que a vida ofereça essas condições.*

Fazer um discurso irado de *deveres* para outra pessoa só traz mais sofrimento. *Dever* implica que você seja perfeito e a outra pessoa, culpada. Não podemos culpar John se sua primeira resposta for de autodefesa, muito provavelmente ele fará um contra-ataque carregado de raiva. *Se John não se comportar como deveria, serei infeliz por sua culpa* (ou pelo menos é o que Jennifer pensa).

Em uma variação da Armadilha 2, Jennifer poderia virar sua raiva contra si mesma: *Eu deveria saber que não dá certo fazer torrada e maquiar-se ao mesmo tempo.* Os *deves* servem apenas para afundar-nos ainda mais em sentimentos negativos sobre nós mesmos, que facilmente se transformam em raiva, assim como aconteceu a Jennifer e John na manhã do fiasco da torrada queimada.

Armadilha 3: Raiva e culpa

Jennifer: "Então pergunte a si mesmo: quem faz a maioria do trabalho em casa? John não faz a menor ideia de tudo que faço para tornar este lugar habitável. Ele pensa que é o Sr. Sensível quando se oferece para fazer torradas dia sim, dia não. Grande coisa! Ele que faça as torradas daqui para a frente."

De todas as armadilhas examinadas até agora, a terceira é a mais forte. A atitude derrotista e impotente da primeira armadilha deu lugar à irritação na segunda, à medida que o monólogo mental de Jennifer mudou para o *dever*. Na Armadilha 3 a irritação vira raiva. A raiva pode ser direcionada a qualquer coisa – outra pessoa, regras, instituições (trabalho, governo, religião) ou à própria vida. Neste caso, ela é direcionada a John. Sempre que pensamos que o comportamento de outra pessoa é o responsável por nossa felicidade – e então nos desapontamos quando não conseguimos o que queríamos –, as respostas mais prováveis são raiva e culpa. Jennifer transforma sua raiva em culpa e a projeta em John, julgando-se inocente.

Este tipo de raciocínio leva, inevitavelmente, a uma separação – de nós mesmos e dos outros. Presos na Armadilha 3, estamos totalmente convencidos de que nossa posição está certa, e nada pode nos fazer mudar de ideia. Estar certo se torna mais importante que tudo. Adolescentes, muitas vezes, têm essa perspectiva, que é uma parte natural do crescimento. O adolescente cria sua própria identidade separando-se dos pais, às vezes, de forma rebelde. No adulto, tal insistência em estar certo é uma armadilha que nos prende a uma estreita visão de mundo e reduz o campo de opções a um fio de luz, vislumbrado através das metades de uma concha. Seguro, mas com opções limitadas. Quando Justin e eu discutíamos sobre a compra de um carro para a tia dele, poderíamos ter caído na Armadilha 3, cada um se fechando dentro de suas próprias convicções. A comunicação teria acabado. A tomada de consciência teria acabado. A escolha teria acabado. Os casamentos tornam-se áridos e morrem quando marido e mulher têm o hábito de conduzir muitas conversas para essa armadilha. Basear-se na raiva e em culpar os outros para criar uma sensação de independência tem outras consequências, além de cortar relações; pode levar a um comportamento antissocial de desdém pelas normas sociais ou, indo um passo além, um descaso pelas leis da sociedade, e até à criminalidade.

Na minha conversa com Justin, fomos capazes de abandonar esse caminho porque identifiquei a armadilha, assumi a responsabilidade por meu comportamento e usei a interação como meio para estimular a tomada de consciência em nós dois. Nenhum de nós tinha que estar errado.

Armadilha 4: Racionalização

Jennifer: "John devia estar realmente cansado esta manhã, por isso me respondeu mal. Aposto que dormiu mal à noite porque machucou o cotovelo jogando tênis. Deve ser isso. Quando não durmo bem, perco a perspectiva das coisas. Ele provavelmente pedirá desculpas esta noite."

A racionalização, a Armadilha 4, é o processo de compor uma explicação dos acontecimentos que nos satisfaça intelectualmente porque parece conformar-se às nossas percepções. De fato, inventamos sentimentos, até mesmo identidades inteiras, para outras pessoas. Que surpresa quando se comportam como elas mesmas e não como nossas fantasias a respeito delas. Jennifer não possui nenhum indício confiável de que John perdeu o sono ou estava incomodado pelo machucado. De qualquer forma, eles discutiram esta manhã, e Jennifer necessita encontrar uma explicação plausível para isto.

Assim como todas as armadilhas, a racionalização não tem fundamento na experiência real. Os pedaços de informação usados para sua construção são frequentemente projeções de nosso próprio pensamento. Atribuímos aos outros nossa própria forma de pensar e agir. Como não há duas pessoas que pensem de forma idêntica, esta estratégia falha. Sempre podemos sentir quando racionalizamos. Se Jennifer acreditasse em sua explicação, ela poderia esquecer a luta acirrada em relação aos pães. Mas como reconhece instintivamente que o problema do cotovelo de John não é a verdadeira questão, ainda se sente muito mal. Toda vez que criar uma solução que *parece* razoável, mas não o convence totalmente, você está na Armadilha 4.

Armadilha 5: Desilusão

Jennifer sai cedo do banco, volta correndo para casa e então se lembra de que John estará em uma reunião de negócios até as 19h30. Prepara um martíni e se joga numa poltrona com seu drinque e um maço de cigarros que comprou a caminho de casa. Ela parou de fumar há três anos, mas não há nada como um drinque e um cigarro quando se está triste.

Jennifer: "É melhor eu encarar os fatos. Nossa relação nunca mudará entre nós. Se não nos damos bem após sete anos de casamento, como podemos pensar em ter filhos? Talvez eu não leve jeito para o casamento. Talvez deva pedir o divórcio."

A desilusão se instala quando as outras armadilhas não estão funcionando. Nós tentamos, certo? Fizemos o possível, e não foi bom o bastante. Se as outras armadilhas não nos satisfazem, procuramos um escape temporário, um drinque, um cigarro, um novo par de sapatos, algo para afastar o fracasso.

Jennifer beberica seu martíni, pensando em seu casamento, seus encontros com outros homens, tecendo um quadro de incompetência para validar sua sensação de ter fracassado com John. Notem como ela alinha suas desilusões com a autodepreciação da Armadilha 1: "Eu não levo jeito para o casamento."

Mergulhando na autopiedade e autocondenação, Jennifer *pensa* que sabe por que está presa à situação atual – ela não é boa o bastante, ou John não é suficientemente bom, ou qualquer outra razão que expusemos em relação a outras armadilhas – mas seu raciocínio não está baseado na realidade. Pensar que possui as respostas quando não as possui a coloca numa situação muito perigosa, porque impede um questionamento honesto que poderia revelar possibilidades mais realistas.

Armadilha 6: O desespero

Jennifer: "John está me maltratando. Essa é a história de minha vida infeliz. Quando aparece uma situação boa, eu logo estrago tudo. Provavelmente vou ser despedida por ter errado aquela conta grande no banco hoje. Minhas costas estão doendo, e a cabeça, latejando. A única coisa que pode ajudar agora é outro martíni."

Alcoolismo, dependência de drogas e uma série de outros comportamentos autodestrutivos, incluindo o suicídio, são respostas comuns ao desespero. Paradoxalmente, tristeza intensa pode ser a motivação de que necessitamos para reexaminar nossa vida. A mitologia de todas as culturas possui a história de um herói que triunfa apenas perante um fracasso extremo ou próximo ao encontro com a morte. Considere a fênix, que renasce das próprias cinzas, ou o mito de Édipo. Esse mito é geralmente contado de forma incompleta, com a cegueira autoinfligida do herói. Em algumas versões, o sofrimento de Édipo ensina-lhe a compaixão, permitindo que ele reconquiste seu trono e elevando-o ao panteão dos deuses. Na versão longa, Édipo é um arquétipo da crucificação e ressurreição, não o servo levado pela culpa de um destino imprevisível. A palavra chinesa para *crise* combina os ideogramas de *perigo* e *oportunidade*. Não existe sociedade sem esse padrão profundamente arraigado em sua consciência.

Jennifer ainda não chegou a esse ponto de extrema desilusão. Talvez, em vez de um drinque, se contente em dormir um pouco. Ela não pode resolver o problema dormindo, mas um pouco de paz, longe dos pensamentos destrutivos, provavelmente é a melhor solução temporária. O sono, do mesmo modo que a meditação, ajuda a abandonar os pensamentos obsessivos. Ela acordará sentindo-se aliviada e conseguirá avaliar melhor a situação. Na próxima parte deste capítulo veremos algumas maneiras por meio das quais ela poderá expandir sua consciência e evitar as armadilhas da mente.

Os três níveis de compreensão

Nível 1: A mente do iniciante

Jennifer: "Que dia louco! Não sei como essas discórdias começam, nem por que perco a cabeça. Era de esperar que eu tivesse outras respostas, mas acho que não tenho. Tudo o que sei é que brigamos cada vez mais. Eu realmente não entendo a razão.

A compreensão se inicia com a admissão da ignorância. Uma história zen sobre um professor universitário fala exatamente sobre esse ponto. O professor fica curioso a respeito da reputação de um velho monge, reverenciado por sua sabedoria, e resolve visitá-lo. O monge o acolhe no templo, convida-o para entrar e o instala em uma confortável almofada.

– Você gosta de chá? – pergunta o monge, passando uma xícara para o professor, que acena positivamente com a cabeça, segurando-a enquanto o monge despeja o chá de uma pesada chaleira de ferro. O líquido rapidamente se aproxima da borda da xícara, e o professor olha para cima. O monge continua a despejar. O chá alcança a borda e começa a derramar, mas o monge continua despejando.

O professor se levanta, para evitar que o chá transborde, dando um salto e derrubando a xícara.

– O que está fazendo?

O monge faz uma pausa, seca a borda da xícara e em seguida a oferece ao professor.

– Essa xícara é como sua mente. Você não consegue ouvir nada novo porque sua mente já está cheia.

Enquanto estivermos convencidos de que sabemos a causa de nosso sofrimento, somos iguais ao professor. Se não abandonarmos as velhas explicações, não conseguiremos nos abrir para outras possibilidades. Jennifer dá o primeiro passo para a compreensão ao admitir a inutilidade de suas explicações. Após uma discussão desagradável, admitir sinceramente que não sabe como ela começou ajuda a acabar com as explicações forjadas, as opiniões negativas e a culpa, e torna você mais receptivo a possibilidades inexploradas.

Suzuki Roshi, o grande mestre zen, resumiu isso desta forma: "Na mente do iniciante há inúmeras possibilidades, na dos especialistas há poucas." Ele estimulava seus alunos a apreciarem a flexibilidade com que abordavam a meditação como iniciantes, a abertura que se tem apenas quando se admite não saber o que se está fazendo. Se quiser parar de sofrer, você deve abordar seu problema como uma xícara vazia, com a mente de um principiante.

Nível 2: Assumindo a responsabilidade

Jennifer: "Será que alguma coisa em *meu* comportamento fez com que John me respondesse mal? Ultimamente tenho notado que ele fica irritado comigo quando já estou me sentindo mal."

Sem recorrer à culpa, Jennifer aceita que seu comportamento possa estar contribuindo para suas dificuldades conjugais. Ela nota um padrão, uma conexão entre a raiva de John e suas dúvidas sobre si mesma. Um avanço como esse só é possível depois de livrar-se de opiniões prévias arraigadas. Um padrão de comportamento óbvio só se revela quando a pessoa está suficientemente aberta para percebê-lo. Assumir a responsabilidade por seu comportamento é o oposto de se condenar e implica confiar na capacidade de mudar e de transcender o modo de pensar negativo das armadilhas da mente.

Além disso, ao pensar sobre seu comportamento, em vez de culpar-se, Jennifer automaticamente diminui a carga emotiva do encontro. Ela pode discutir suas observações com John e receber ajuda para analisar sua recente descoberta. Ainda falta muito para se compreenderem, mas estão se tornando mais conscientes, tentando trocar o papel de vítima pelo de observador. Ela e John decidiram que, se não conseguirem manter essa nova perspectiva de tomar consciência de seus pensamentos e comunicar-se abertamente, tentarão terapia de casal. Talvez sua descoberta mais importante se estenda muito além das dificuldades presentes, isto é, não precisam seguir o mesmo padrão insensato no relacionamento. Eles podem mudar.

Nível 3: Sabedoria

A compreensão é progressiva. É preciso trabalhá-la. Ninguém consegue abandonar os hábitos de uma vida inteira sem lutar com eles muitas e muitas vezes. Apresentei um modelo de entendimento em três níveis para dar um sentido de direção e porque cada nível é construído a partir do anterior. Desvendar qualquer encontro negativo consigo mesmo e com outros requer, primeiramente, que se veja a realidade como ela é. É por isso, psicologicamente falando, que você deve livrar-se de suas opiniões no Nível 1. O próximo estágio prepara para uma nova percepção. Assumir a responsabilidade de seus atos é outra forma de expressar seu comprometimento de mudar. O Nível

3, portanto, representa a descoberta que surge de uma perspectiva tranquila e sem culpas. Cada situação, naturalmente, tem seu próprio ensinamento. A sabedoria, diferentemente da racionalização, sempre proporciona uma sensação de alívio. Uma vez que você compreenda que seu objetivo é mudar, e não acusar, a mente virá em seu auxílio.

Ao dar os passos esquematizados nos dois primeiros níveis, Jennifer analisa a situação por uma nova perspectiva, recusando-se a deixar que sua história de vida contamine suas observações. Note a diferença entre os pensamentos atuais e as interpretações anteriores baseadas nas armadilhas da mente. Finalmente, ela tem uma chance de resolver seus problemas.

"Percebo que John fica com raiva quando começo a culpá-lo por meus problemas. Acordei tarde e sabia que não tinha como me vestir, fazer o café da manhã e ainda pegar o trem a tempo. Queria que John me ajudasse com o café sem que eu tivesse de pedir. Quando isso não aconteceu, comecei com a velha ladainha de não ter apoio e de que ninguém me ama. Queimar os pães piorou a situação. Então comecei a azucriná-lo para que se apressasse, falando sobre quanto trabalho eu tinha de manhã, apenas para fazê-lo sentir-se culpado. Que confusão! Não deveria me espantar que ele tenha me respondido mal. É lógico que vai estourar se eu o fizer sentir-se mal a respeito de si mesmo! Acho que me habituei a fazer isso com ele. Preciso aprender a pedir ajuda, em vez de falar de forma indireta. Não posso esperar que John leia meus pensamentos."

Sugestões ao leitor

CUIDADO!

O desastre mais comum na aplicação deste sistema é pensar que entende os outros. *Não analise as armadilhas dos outros.* Fazer isso praticamente garante que caia na Armadilha 3 e sinta muita raiva. Geralmente, tentativas de analisar outras pessoas falham porque não temos dados suficientes. É fácil ficarmos presos em opiniões e projeções, pensando que os processos mentais das outras pessoas são iguais aos nossos. Na maioria das vezes, não são. *Você pode responsabilizar-se apenas por seu próprio processo.*

Durante a próxima semana escolha três incidentes semelhantes aos de Jennifer. Escreva os pensamentos que tem a respeito deles e reflita sobre os mesmos. Identifique suas armadilhas. Lembre-se de que você pode cair em qualquer armadilha e em qualquer sequência. Não tente ordenar seus pensamentos a partir das armadilhas. Apenas numere os pensamentos à medida que lhe venham à memória, tomando cuidado para distinguir entre a conversa literal que tem consigo mesmo e o substrato oculto, a raiz de seu sofrimento. Mesmo que isso pareça penoso a princípio, a verdadeira dor é não compreender. Apenas a tomada de consciência pode lhe dar abertura para a gama de escolhas necessárias para conquistar a liberdade.

À medida que aplicar este exercício a seus pensamentos durante o dia, verá como sua mente retorna várias vezes para suas armadilhas favoritas. Mencionei que uma das minhas favoritas é a Armadilha 3, eu gosto de estar certa. Agora vem a parte boa: isso era verdade vinte anos atrás, quando escrevi a primeira edição deste livro. Não é mais, hoje em dia, porque eu mantenho o comprometimento de cuidar da mente, o que me levou a sempre buscar um modo de crescer e de sofrer menos.

Quando você passar a se questionar, afirmações positivas podem ajudá-lo a se livrar das armadilhas mentais. Quando tomo consciência de que caí na Armadilha 3, me pergunto: "Você prefere estar certa ou ser feliz?" Esta pergunta mantém minha consciência focalizada e diminui a força condicionada de minha mente. Tenho uma lista de várias perguntas e afirmações que podem ser usadas contra cada armadilha, mas é melhor que você desenvolva suas próprias frases. Elas são antídotos para padrões de pensamentos pouco razoáveis, e quanto mais significado você atribuir a uma determinada afirmação, maior é seu poder para restabelecer o equilíbrio.

- Eu não sei a verdade sobre o que está acontecendo ou o porquê, mas estou disposto a descobrir. (Use isto quando estiver dando voltas entre armadilhas sem nenhuma resolução.)
- Prefiro estar certo ou ser feliz?
- Vale realmente a pena pensar, sentir, agir desta forma?
- Como posso tornar esta situação criativa?
- Estou me cobrando desnecessariamente.
- Deixe para lá esta ninharia!
- Eu poderia escolher a paz em vez disso. (Também de Gerald Jampolsky.)
- Que seja feita a sua vontade, não a minha.
- Como (Jesus, Moisés, Buda, Thomas Jefferson, sua avó ou outra figura significativa para você) abordaria esse problema?

O passo de Jennifer em direção à tomada de consciência e ao conhecimento é apenas o primeiro passo. Não existe uma panaceia mágica para o sofrimento. Todas as soluções reais envolvem comprometimento com uma vida consciente. Identificar as armadilhas da mente é uma das centenas de opções para ajudar na tomada de consciência. Antigas formas de pensamento exercem uma força incrível no nosso despertar, distorcendo a realidade enquanto ela se revela. Os seres humanos aprendem por associação e repetição e acham difícil se livrar de antigas crenças e padrões habituais de reação que possuem a carga de toda uma vida. Velhos padrões de comportamento são como o leito de um rio. Você pode construir uma represa, redirecionar seu curso e mudá-lo de direção, mas uma chuva forte e inesperada pode facilmente destruir a represa, permitindo que o rio volte rapidamente ao seu curso habitual.

Comece a análise das armadilhas da mente com os pequenos aborrecimentos. Praticando com eles, você irá, gradativamente, aumentar a capacidade para resistir à força condicionada dos dilemas maiores.

6
Reformulação e imaginação criativa

Muitas vezes é o referencial pelo qual vemos o mundo que dá significado às coisas. Os mesmos fatos podem parecer muito diferentes quando vistos pelos olhos de outra pessoa. Celeste, uma engenheira de computação de 32 anos, reclamava de frio, fatiga e dores nas costas que a levavam a faltar muito ao trabalho. Quando nos conhecemos, ela tinha acabado de trocar de emprego pela quarta vez em três anos. Segundo ela, a razão de suas frequentes mudanças de emprego era sempre a mesma: um ou mais supervisores eram machistas e propositadamente tornavam a situação difícil para ela. O problema, porém, não estava nos homens, mas nas "lentes" que Celeste usava, que distorciam sua visão do mundo.

A causa do problema de Celeste era a maneira como foi educada. Seu pai, que morrera quando ela tinha 14 anos, provinha de uma família de cinco irmãos, em que os homens eram venerados. Como por obra do destino, seu pai teve três filhas. O desapontamento do pai aumentava com cada criança que nascia. O pobre homem não aceitava as filhas de forma alguma. Quando criança, Celeste muitas vezes alimentara o desejo de que ele morresse. Quando morreu, ela, assim como muitas crianças, se julgou responsável. Sempre que pensava nele, ela revivia sentimentos de ódio e frustração, acompanhados de culpa. Projetando esse referencial negativo em todos os homens, Celeste não conseguia se relacionar bem com eles na escola ou no trabalho.

Quando começou a revelar seus problemas de saúde e estresse, ela não conseguia admitir que os problemas com homens e na carreira residiam na sua própria percepção. Ela se considerava uma feminista liberada, que via os homens pelo que eles eram. Isso não era verdade. Para que pudesse recuperar sua saúde, paz de espírito e desempenho, ela precisava se questionar sobre sua própria história e enxergar a situação através de um ponto de vista mais realista.

Um exercício de reformulação

Pegue lápis e papel e tente por um momento resolver este quebra-cabeça.

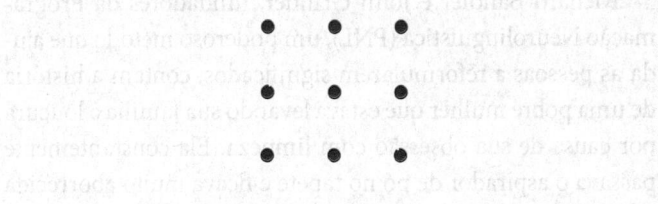

• • •
• • •
• • •

Este é o quebra-cabeça dos nove pontos. As regras são as seguintes:

1. Conecte todos os nove pontos usando *quatro linhas retas e contínuas*. Não é permitida nenhuma linha curva.
2. Não é permitido tirar o lápis do papel, isto é, você não pode levantá-lo e fazer linhas descontínuas.

Tente resolver o exercício por alguns minutos antes de continuar a ler.

Se não encontrou a solução, você não é o único. Eis uma dica: *Não se deixe prender pelos pontos*. Olhe bem para a forma que suas tentativas sugerem. É um quadrado, certo? É exatamente esse referencial que o está impedindo de encontrar a solução.

Tente novamente por alguns minutos antes de continuar a ler.

Se encontrou a solução, parabéns! Se não a encontrou, veja a figura na página seguinte. Poucas pessoas resolvem esta charada, mesmo após a dica. Para resolver o problema, deve-se ir além da limitação imaginária do quadrado.

A solução só é possível quando o referencial errôneo é identificado e deixado para trás. De forma semelhante, Celeste fez progressos somente após identificar e assumir a responsabilidade pelo seu próprio referencial e aprender a agir fora dele.

Richard Bandler e John Grinder, fundadores da Programação Neurolinguística (PNL), um poderoso método que ajuda as pessoas a reformularem significados, contam a história de uma pobre mulher que estava levando sua família à loucura por causa de sua obsessão com limpeza. Ela constantemente passava o aspirador de pó no tapete e ficava muito aborrecida se alguém andasse sobre ele. Bandler e Grinder, primeiramente, a ajudaram a entrar em estado de relaxamento, isto é, trouxeram à tona a resposta de relaxamento, estado em que as conexões mentais se tornam mais flexíveis e novas associações podem ser feitas. Então, fizeram com que ela imaginasse como seria sua casa se não houvesse ninguém lá para sujar seu tapete. Nenhum marido que a amasse, nenhuma criança que a alegrasse. Apenas um tapete limpo. Ela começou a associar tapete limpo com solidão, e um novo referencial surgiu. Tão logo começou a ver a situação a partir desse ponto de vista, ela se alegrou em imaginar seus entes queridos voltando e andando sobre seu precioso tapete!

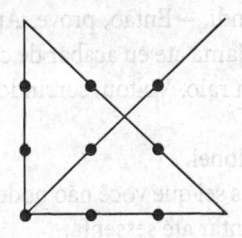

Reformulando no cotidiano

Todos nós já praticamos várias vezes a reformulação, provavelmente sem percebermos. Eu me lembro da época em que fazia o ensino médio e tomei conta de um menino de 6 anos chamado Mark. Sua mãe, ao sair de casa à noite, desculpou-se dizendo que Mark não se comportava bem com *baby-sitters* e muitas vezes se recusava a ir para a cama. Aconselhou-me a deixá-lo brincar em seu quarto até que adormecesse no chão.

Meia hora após a saída dos pais de Mark pedi que ele fosse dormir. Ele praticamente não levantou os olhos do quebra-cabeça com que brincava e disse com raiva:

– Você é burra e eu detesto você. Não vou pra cama, e você não vai me forçar.

Sua hostilidade me surpreendeu, mas em vez de reagir emocionalmente usei uma tática que meu irmão Alan empregara comigo quando eu era criança e me recusava a ir para a cama: criar uma brincadeira de desafiar. Um insulto parecia a melhor estratégia.

– Você parece muito lento – eu disse. – Aposto que é o garoto mais lerdo na aula de educação física.

Isto chamou a atenção de Mark, e ele me olhou. Agora estava realmente irritado.

– Não, eu não sou – ele gritou.

– É sim – eu disse calmamente.

– Não, não sou – gritou ele ainda mais alto.

– Ah é? – respondi. – Então, prove. Aposto que você não consegue pôr seu pijama até eu acabar de contar até trinta.

Ele saiu feito um raio. Voltou, sorrindo, enquanto eu contava 28.

Não me impressionei.

– Nada mau, mas sei que você não poderia lavar suas mãos e seu rosto até eu contar até sessenta.

Ele saiu voando e voltou limpo e triunfante em 47 segundos.

Eu começava a amolecer.

– Nada mau, você é mais rápido do que eu pensava. Se conseguir dobrar suas roupas e deitar na cama enquanto conto até quarenta, leio uma história para você.

Depois disso Mark e eu nos tornamos grandes amigos. Meu pequeno jogo foi baseado na reformulação, ainda que não tivesse percebido no momento. Captei a atenção total de Mark ao me enquadrar em seu referencial desagradável e desafiá-lo em seu brio atlético. O primeiro passo na reformulação é reconhecer e compreender o ponto de vista da outra pessoa, ou o seu próprio. Quando mudei o referencial de Mark para que ele fosse para a cama, usei sua própria energia, permitindo que ele me contrariasse até ir para a cama. Usar a energia que está focalizada na resistência, canalizando-a em outra direção, é o equivalente mental da arte marcial, em que mudanças sutis no equilíbrio permitem que a energia do adversário seja usada em seu próprio benefício. Na reformulação, o adversário, muitas vezes, é seu próprio estado mental.

A arte da reformulação

Como todas as outras técnicas, a reformulação pode ser usada para alcançarmos novos conhecimentos ou para nos enganar, reforçando compreensões defasadas. Eu tinha uma amiga que podia reformular qualquer situação em que era acusada de estar errada. Era sempre inveja *deles* ou falta de compreensão *deles*, nunca dela. Ela usava a reformulação para ficar presa, em vez de crescer. Se for bem usada, a reformulação desafia a mente, abrindo caminho para o abandono de condicionamentos antigos para que se possa acordar para o presente. A seguir serão expostos alguns modos de usar a reformulação que podem levar ao crescimento se a mente permanecer aberta.

Humor

O humor é a reação natural à mudança súbita de referencial. Lembra-se daquelas adivinhações de criança? Qual é o veículo que toda criança gosta de ver voando? A mente procura algo relacionado com asas. A solução não está aí. A resposta, caminhão-pipa, tem um referencial totalmente diferente. A brusca mudança força a mente a afrouxar seu apego à "realidade" e abrir-se a uma nova compreensão. O resultado fisiológico é uma deliciosa sinfonia de bons sentimentos e, segundo pesquisas recentes, esses sentimentos são positivos para a saúde. Rir estimula a função natural que destrói vírus e células cancerígenas e aumenta a produção de anticorpos, além de diminuir a pressão sanguínea, proteger contra ataques cardíacos, reduzir a gula, energizar o corpo aumentando o oxigênio no sangue, aumentar a tolerância à dor, diminuir as taxas de hormônios do estresse, relaxar os músculos, reduzir a raiva e outras emoções negativas e encorajar a felicidade. E mais: rir não provoca reações adversas.

Uma das melhores humoristas no planeta é minha amiga Loretta LaRoche. Eu a conheci quando alguns dos membros dos programas mente-corpo originais para pacientes com câncer decidiram se reunir mensalmente em uma noite de humor. Eles convidaram Loretta. O evento foi gravado e quando ouvi a fita não conseguia parar de rir. Ela era mais que engraçada, tinha um gênio voltado para a psicologia positiva e a mudança de referencial, ilustrando quão bizarro nosso modo de pensar pode ser. Aqui uma de suas piadas. Você já ficou muito tempo em uma longa fila se perguntando "Por que isso sempre acontece comigo?". O jeito de Loretta questionar essa linha de pensamento ("Eu sou uma vítima") segue assim: "Talvez as pessoas vejam você dirigindo para o estacionamento e chamem seus amigos imediatamente: Ela está vindo! Rápido, venham aqui e façam uma fila!" Ridículo, certo? Este é o ponto que ela quer provar. Nosso modo de pensar normalmente é ridículo. "A vida é uma piada", ela costuma dizer, "e você é isso."

O problema é que, ao envelhecermos, rimos menos. Uma criança no jardim de infância ri cerca de trezentas vezes por dia. O adulto comum, em comparação, ri menos de vinte vezes por dia. E para algumas pessoas que eu conheço apenas uma risada ou duas por dia seria um milagre. Mas, se o fizessem, isso poderia reduzir o estresse, criando um novo ponto de vista, ajudando-os a deixar de lado preocupações inúteis.

STEVE MAURER me contou uma piada que não esqueço. Não é apenas um bom exemplo de mudança de referencial, mas a reformulação em si merece ser lembrada. Jesus e Moisés estavam jogando golfe. Jesus estava a uma distância de 380 metros do buraco. Ele pegou sua sacola de golfe e escolheu um dos tacos. Moisés sacudiu a cabeça e disse:

– Jesus, é uma distância muito grande para o buraco. Você não conseguirá com esse taco, use outro.

Jesus sorriu, respondendo:

– Arnold Palmer (campeão americano de golfe) conseguiu.
– Então, bateu na bola com grande força, e ela caiu no meio da lagoa. Moisés decidiu perdoar e dar uma nova chance ao amigo. Com classe, foi até a lagoa, "dividiu" a água e pegou a bola. Jesus tornou a escolher o mesmo taco.

Moisés reclamou:

– Jesus, você já tentou com esse taco. Acredite em mim, a distância até o buraco é grande demais. Tome este outro taco.

Jesus sacudiu pacientemente a cabeça e se aproximou da bola.

– Arnold Palmer conseguiu – disse ele. Em seguida, deu uma tacada vigorosa. A bola voou alto e caiu a curta distância na lagoa. Desta vez fez sinal para Moisés esperar e foi pegar a bola. Dirigiu-se à lagoa, andou sobre a água e pegou a bola. Neste meio-tempo outros jogadores chegaram e olhavam, atônitos.

– Quem ele pensa que é? – disse um deles. – Jesus Cristo?

– Não – respondeu Moisés. – Infelizmente, ele pensa que é Arnold Palmer.

A reformulação a ser lembrada é que somos muito parecidos com Jesus na história. Apesar de nosso *Self* interior ser fonte de infinitas possibilidades, criatividade e amor, frequentemente nos identificamos com as limitações do ego.

Afirmação

No capítulo anterior discuti o uso da afirmação para neutralizar armadilhas mentais. Usar a afirmação possui um efeito erosivo nos antigos padrões do pensamento que estão impregnados, substituindo-os por uma nova compreensão e um novo referencial. As afirmações podem ser usadas não apenas durante o dia para se contrapor a pensamentos condicionados, mas também naquelas horas em que há maior acesso ao inconsciente. As afirmações ajudam a reprogramar o inconsciente. O acesso ao inconsciente é maior logo antes de adormecer, ao acordar e depois da meditação. Você pode escolher algumas afirmativas para serem repetidas diariamente nessas horas. Apenas lembre-se de formulá-las de forma positiva, pois o inconsciente não processa *nãos*. Por exemplo, "Não ficarei com raiva de meu marido (ou mulher)" lembra, de certa forma, que você *está* com raiva. Em vez disso, faça a seguinte afirmação: "A cada dia me torno mais amorosa(o) e compreensiva(o) e tenho mais compaixão de meu marido (ou mulher)." Em vez de afirmar "Vou perder peso", diga "Estou emagrecendo dia após dia, aproveitando os exercícios e uma dieta balanceada".

Preste muita atenção aos pensamentos logo que acorda. Se começa o dia com frases negativas e resmungos internos em relação ao que tem de ser feito, ou à falta de alguma coisa, seja tempo, amor ou dinheiro, sua programação mental vai se concentrar na escassez. Contraponha a tais pensamentos uma afirmação positiva em relação à situação desejada. Por exemplo: "Tenho energia suficiente para fazer tudo que tem de ser feito." Afirmações nada mais são do que quebras de pontos de vista opostos.

A hora apropriada para as afirmações é o fim da meditação. É também uma excelente hora para a contemplação, quando você traz uma ideia à mente e fica com ela, observando o que surge. O inconsciente é um depósito de sabedoria das experiências passadas que pode trazer soluções para os problemas e ajudar a pensar sobre eles de forma mais abrangente.

Hipnose

A maioria das pessoas não sabe ao certo o que é hipnose. Não é nada assustador – e você não vai cacarejar como uma galinha, a não ser que queira. Na realidade, hipnose nada mais é que a fixação da atenção, como na meditação, para que novos referenciais possam ser estabelecidos. O Dr. Herbert Benson e outros demonstraram que na fase de indução da hipnose muitas vezes a respiração, ou outra técnica de relaxamento, produz as reações fisiológicas da resposta de relaxamento. A segunda fase da hipnose, após atingir um estado mental receptivo induzido pela resposta de relaxamento, é a da sugestão. A sugestão hipnótica envolve a percepção e a sugestão de um novo referencial em que os fatos se encaixem igualmente bem. É uma reinterpretação da realidade. Uma dor chata pode virar uma sensação interessante. Medo pode virar um caldeirão de energia positiva para realizar seus sonhos.

Vários exemplos de hipnose ocorrem no cotidiano. Se você estabelece um contato com alguém, de forma que a atenção dessa pessoa esteja completamente voltada para você, ela está totalmente aberta para o que você tenha a dizer. Essa é a base da boa comunicação. E é também a base da hipnose e reformulação.

Oradores persuasivos são bons hipnotizadores. Eles usam gestos e inflexões da voz para chamar a atenção. Sabe-se que, uma vez que a atenção está fixada, um tom de voz mais baixo é mais facilmente captado pelo inconsciente. A hipnose faz parte de toda interação humana. A história que contei sobre como fazer o pequeno Mark ir para a cama é um ótimo exemplo do que é chamado de hipnose indireta, já que não houve uma indução ao transe clássica, mas apenas a fixação da atenção pelo desafio à sua agilidade.

Sonhos

Os sonhos são as janelas do inconsciente. Como o sono é um momento em que o Juiz não está presente, o que vem à consciência não é censurado. Muita gente se lembra de certos sonhos particularmente nítidos que podem ocorrer apenas uma vez ou ser repetitivos. Mesmo que conscientemente não se compreendam os sonhos, frequentemente sente-se que são importantes. O entendimento desses sonhos pode ser uma abertura para a tomada de consciência e a subsequente reformulação. Os sonhos, muitas vezes, são uma tentativa do inconsciente de buscar uma cura. Considere o seguinte exemplo:

Quando criança, Janine, uma mulher de 30 anos quando a conheci, acordava gritando toda noite durante meses com o mesmo sonho. Mesmo 25 anos depois, ela se lembrava perfeitamente dele. Janine e sua mãe estavam de pé perto de um lago. Do outro lado, estava uma criança da mesma idade que ela, sozinha e chorando. Sua mãe lhe dava um pacote e pedia a Janine que atravessasse o lago nadando e o entregasse à outra criança. Todos sabiam que uma cobra habitava o lago. Janine tinha medo de ir, mas sua mãe insistia. Então, toda noite pulava no lago e, quando chegava à metade, aparecia a cobra. Janine acordava aterrorizada, gritando.

Janine pôde usar a resposta de relaxamento para reformular o sonho e descobrir seu significado. Durante uma de nossas sessões, eu a convidei a concentrar-se na respiração e ela começou a reviver o sonho. No estado de relaxamento e em uma situação segura, foi capaz de entrar no sonho sem sair dele no momento em que a serpente saía da água. Em sua imaginação, ela conseguiu nadar mais rápido que a cobra e entregar o pacote no outro lado da margem. Ele estava cheio de deliciosas comidas, brinquedos especiais, moedas de ouro e um saquinho de veludo com a palavra "Amor" bordada. Ela e a criança se abraçaram. Janine sentiu-se maravilhosamente bem. Com alguma ajuda minha, ela tornou a se jogar na água e reencontrou a cobra. Desta vez, a cobra parecia mais um dragão, que a carregou nas costas e brincou com ela por todo o lago. Por fim, a levou para junto de sua mãe, que ficou orgulhosa dela. Ela a abraçou e acariciou e disse o quanto ficara temerosa por tê-la feito nadar no lago. Porém, aquele era o seu papel. Pais precisam ajudar seus filhos a confrontar seus medos e se libertar.

Esse sonho acordado ajudou Janine a reformular seu relacionamento com a mãe. Ela era uma pessoa crítica e ela acabou ressentida, porque era muito difícil satisfazê-la. Em vez de ver suas críticas e castigos como algo que a desvalorizasse, ela começou a perceber que todos esses "empurrões" a forçavam a crescer e expandir-se. Nas interações seguintes com a mãe, pôs de lado a antiga raiva e deixou de ficar na defensiva quando ela fazia comentários. Pela primeira vez em sua vida sentiram-se próximas. Obviamente, Janine era tanto ela mesma quanto a criança na outra margem do lago. Sua decisão de enfrentar seu medo e nadar permitiu que recebesse os presentes que a mãe lhe enviara. Ela era tanto quem recebia quanto quem entregava. Mesmo que algumas pessoas possam trabalhar os sonhos por conta própria, geralmente é necessária a ajuda de um terapeuta. Terapeutas junguianos, particularmente, usam o sonho acordado de maneira significativa.

Criatividade

O inconsciente é um depósito de sabedoria que pode ser utilizado para estimular a criatividade. Sonhos e devaneios foram sempre associados com rompantes de criatividade.

A criatividade requer condições especiais. Geralmente necessita-se ter de início o conhecimento de um problema. Como o brilhante cientista Louis Pasteur comentou, a oportunidade favorece a mente preparada. Mas quando, mesmo que você esteja totalmente preparado, uma solução ou ideia inspiradora não chegam, você pode certamente supor que está preso a um referencial limitado. Às vezes, um pouco de silêncio ou uma mudança de cenário que permitam pensar "fora da caixa" antecedem um rompante, uma nova recombinação de fatos, muitas vezes seguida da resposta. A maioria das pesquisas é uma síntese de soluções de problemas e criatividade. Existe um cartum de dois cientistas diante de um quadro-negro. Um deles está explicando uma longa equação para o outro. No meio, existe um espaço em branco, e no outro lado, a solução. Apontando para o espaço em branco, um dos cientistas diz: "Então acontece um milagre."

Como fazemos os milagres acontecerem? Seja a inspiração uma dádiva divina, uma recombinação do conteúdo do inconsciente, ou ambas, existem certas técnicas que favorecem seu surgimento.

O requisito básico para a criatividade é "vendar o Juiz". A primeira parte do processo criativo precisa ser livre de inibições. Posteriormente, quando as ideias já estiverem formadas, haverá bastante tempo para examiná-las.

O abandono e o relaxamento produzidos pela meditação ou pelo sono podem ser usados para ampliar a criatividade. Antes de dormir, ou perto do fim da meditação, descreva para si mesmo o problema a ser resolvido, em termos claros e simples. Uma pergunta como "Por que todos são mesquinhos comigo?" certamente nada produzirá além de suas habituais reflexões. Seja específico. Por exemplo: "Como posso melhorar meu relacionamento com _____?" Se nenhuma resposta surgir depois de vários dias, reveja o modo como está se perguntando. Talvez a pergunta em si seja o referencial em que está preso.

Imaginação criativa e visualização

Quando o famoso psiquiatra Milton Erikson ficou paralisado na adolescência devido à poliomielite, não havia nenhum programa de reabilitação disponível. Por um longo tempo ele ficou sentado na varanda, tornando-se um espectador da vida a seu redor. Mas em vez de sentir pena de si mesmo usou a paralisia para tornar-se um perspicaz observador das sutilezas da postura, das inflexões da voz e de significados ocultos.

Um dia, os pais de Erikson saíram e o deixaram atado a uma cadeira de balanço. Infelizmente, estava longe demais da janela. Enquanto estava sentado imaginando como podia olhar para fora, a cadeira começou a balançar lentamente. Ele logo percebeu que quanto mais pensasse sobre ir até a janela, mais a cadeira balançava. No decorrer da tarde, aperfeiçoou sua imaginação para provocar uma movimentação maior e conseguiu balançar a cadeira até chegar à janela. Essa experiência fez com que experimentasse o efeito do pensamento sobre os movimentos até que, gradualmente, conseguiu recuperar-se da paralisia. Foi o poder de observação perspicaz que o ajudou a formular o referencial teórico de sua extraordinária habilidade em hipnose médica e reformulação.

A noção de que a visualização mental de atividades físicas causa de fato movimento muscular já é bem aceita. Alguns atletas usam a visualização mental como parte de seus treinamentos de rotina. Os russos, especialmente, usam a imaginação criativa para dar a seus atletas vantagem nas competições. Quanto mais imaginamos uma determinada situação, mais delineados ficam os circuitos mentais. Pare um pouco e tente este exercício. Primeiro, solte um suspiro de alívio, em seguida, respire contando de três até um. Depois, imagine que você está na cozinha. Vá à geladeira e procure um grande limão amarelo dentro dela. Retire-o e sinta seu peso na mão. Note a forma oval do limão. Passe os dedos sobre a superfície lustrosa e repleta de pequenos orifícios. Com a unha, arranhe a casca, sentindo o forte aroma e tendo a sensação do sumo escorregadio em seus dedos. Agora coloque o limão na mesa e pegue uma faca. Corte o limão ao meio e quando o suco vier à superfície, lamba-o.

Você notou alguma reação fisiológica à sua imaginação? A maioria das pessoas percebe que suas bocas se enrugam e começam a salivar como se realmente estivessem chupando o limão. A verdade é que o corpo não distingue o que está acontecendo do que está sendo imaginado. É fácil compreender por que o corpo armazena tanta tensão, se considerarmos todas as fantasias negativas que nos passam pela mente a cada dia. Por que não substituí-las propositalmente por fantasias positivas, guiando ativamente a imaginação?

Cada vez que pensa em algo, você está imaginando. Os detalhes do processo diferem de pessoa para pessoa, mas todos têm a habilidade de imaginar. Qual é a sua experiência quando está imaginando de forma positiva ou negativa? As fantasias para algumas pessoas são explicadas como uma desaceleração do pensamento, e para outras são mais centradas no corpo: elas se voltam para as sensações. Alguns são predominantemente visuais, outros as associam com fragrâncias ou gostos. Não há maneira certa ou errada de imaginar. Como você fez isso durante a vida inteira, não há nada que aprender ou errar. Se ainda duvida de sua imaginação, faça de conta que acabou de contratar alguém para limpar as janelas de casa, e essa pessoa pede que você diga quantas janelas tem para fazer o orçamento. Feche os olhos e conte-as. Fácil, não?

Como os principais causadores de estresse são o medo e o sofrimento por antecipação, a imaginação criativa pode ser usada com muita eficácia para se desligar das preocupações da mente e se entregar à experiência absorvedora do prazer. Esta atividade inicia a resposta de relaxamento. É por essa razão que muitas gravações para relaxamento começam pedindo que você imagine que se encontra num lugar especial e confortável. Então vem a instrução para prestar atenção aos detalhes com cada um dos sentidos. Dessa forma consegue-se abandonar os pensamentos estressantes através da focalização de algo agradável. Você terá a oportunidade de experimentar isso no final do capítulo.

A imaginação criativa é semelhante à hipnose. Para entregar-se você deve, primeiramente, se soltar e relaxar. O primeiro passo, portanto, é concentrar-se na respiração ou meditar por alguns minutos. O segundo passo é sugerir mentalmente algo que seja diferente do referencial imediato. Sabemos que cerca de 5 por cento da população têm facilidade para serem hipnotizados. Essas pessoas conseguem focalizar tão intensamente uma sugestão que podem produzir mudanças marcantes na fisiologia corporal. Se você tocar uma delas com um lápis e sugerir que é um ferro quente, vermelhidão ou mesmo uma queimadura surge no local. De forma semelhante, se sugerir que parte do corpo está adormecida, uma pequena cirurgia pode ser feita no local sem necessidade de anestesia. Mesmo que a maioria de nós não seja tão sugestionável, podemos ser claramente afetados pela imaginação, como foi demonstrado no exercício com o limão.

Há uma diferença marcante entre a imaginação criativa e a meditação. Ainda que a imaginação seja uma consequência da meditação, a mente é guiada para absorver uma fantasia determinada. Há uma meta. Na meditação não há metas; o objetivo é viver o momento. Bem como a meditação, a imaginação criativa pode ser praticada por longos períodos ou por alguns minutos. No final da meditação, quando o inconsciente se encontra mais receptivo, é o momento ideal para praticar a imaginação criativa.

Eis aqui alguns passos a seguir neste exercício simples. Como cada um de nós reage a imagens diferentes, você pode modificar o roteiro para amoldá-lo à sua preferência. Siga-o mentalmente ou grave-o, com ou sem música de fundo. Os pontos (...) indicam pausas entre as sugestões, para dar tempo ao corpo e à mente de as absorverem. Uma música que lhe agrade pode estimular a imaginação e enriquecer consideravelmente a experiência.

Respire fundo e relaxe com um suspiro de alívio. (...) Nas expirações seguintes relaxe um pouco mais, deixando-se soltar e relaxar. (...) Espere um pouco e conte de dez até um, relaxando ainda mais a cada expiração. Você pode usar a imaginação para ajudá-lo a relaxar. A cada respiração, você flutua um pouco mais alto em um balão, balançando suavemente. Ou pode preferir deitar em uma praia onde as ondas se quebram, imaginando as ondas molhando-o suavemente na inspiração e recuando e levando com elas todas as tensões ou doenças na expiração. (...) Talvez outra imagem lhe venha à mente. (...) Então conte de dez até um da maneira que for melhor para você. (...)

Agora imagine um lindo dia ensolarado em um lugar cheio de paz. Pode ser um local que você conheça ou outro, que lhe ocorra agora. (...) Deixe seus sentidos preencherem os detalhes.

Como é a terra em contato com seus pés? (...) Imagine a sensação do sol, inunde-se em seu brilho quente, deixando-o energizar e equilibrar todas as células. (...) Qual é a sensação da brisa? (...) Quais são as cores? Imagine todos os elementos que embelezam a cena. Quais são os sons? Pássaros, vento ou barulho de ondas? Deleite-se com a cena. (...)

Agora encontre um lugar confortável e acomode-se nele. (...) Imagine sua respiração como um fluxo de energia amorosa e calorosa. Dirija esta sensação de amor para sua cabeça (...) seu pescoço (...) seus ombros. (...) Respire esta sensação de calor e faça com que chegue até seus braços e mãos. (...) Encha o coração de amor e deixe este sentimento espalhar-se por seu tronco. (...) Respire amor em seu abdome (...) sua pélvis. (...) Sinta-o descer até as pernas (...) até a sola dos pés.

Agora imagine-se com uma aparência sadia e tranquila. A luz do sol está brilhando muito vividamente. À medida que inspira, deixe sua inspiração penetrar em seu corpo como um raio de sol através do topo da sua cabeça. Em cada inspiração, permita que a luz brilhe cada vez mais. A luz é tranquila e terna. Entregue-se a esse amor. (...) Agora sente-se silenciosamente em meditação por alguns minutos para permitir que o inconsciente absorva a experiência, e então, quando estiver pronto, regresse e abra os olhos.

Sugestões ao leitor

1. Continue a praticar a afirmação. Quando acordar, observe o que diz a si mesmo. Se forem pensamentos negativos, substitua-os por afirmações positivas. No decorrer do dia, continue checando os pensamentos. Evite a sensação de desamparo, agindo quando for possível e relaxando ou reformulando quando apropriado.
2. Pratique a reformulação. Como você pode mudar seu ponto de vista sobre uma situação para que ela se torne

um aprendizado, em vez de um exercício de acusação ou culpa? A grande reformulação é você amar aquilo que tem, em vez de se lamentar sobre aquilo que não tem. Pesquisas sobre a gratidão mostram que gastar alguns minutos por dia listando as coisas pelas quais você é grato reduz a ansiedade e a depressão, alivia problemas físicos relacionados ao estresse, além de aumentar a imunidade e encorajar o pensamento otimista.

3. Tente usar a imaginação criativa. Você pode utilizá-la para resolver problemas, imaginando uma "pessoa sábia" dentro de você, ou fazendo perguntas claras e concisas ao seu inconsciente antes de dormir ou durante a meditação.

4. Use o roteiro do final deste capítulo para um exercício mais longo da imaginação, e procure algumas de minhas gravações, listadas no final do livro.

7
Curando emoções

Peg, uma jovem adorável, calorosa e comunicativa, é casada com um homem que a ama, ela tem dois filhos pequenos. Peg queria aprender as técnicas mente-corpo devido a severas enxaquecas, que muitas vezes duravam até quatro dias. Logo que nos conhecemos, ela se descreveu como supermãe e superesposa. Ela começou a chorar ao falar sobre o fim de semana anterior, quando as duas cunhadas e suas famílias chegaram, sem aviso prévio, à sua casa para passar o dia na piscina. Mesmo com muita raiva, sorriu e portou-se como uma anfitriã perfeita. Tomou uma dose de remédio para enxaqueca. Quando todos saíram, desabou na cama com uma terrível dor de cabeça, mas não conseguiu dormir até às 3 horas da madrugada.

Peg não teve dificuldades em me dizer quanta raiva sentia, mas não podia contar isso à família. Embora focalizasse a fúria nas cunhadas, a verdadeira origem de sua raiva, seus pais, levou algum tempo para aparecer. Ela me explicou que normalmente escondia as emoções, mas volta e meia explodia e as expressava gritando com o marido e os filhos. Quando isso acontecia, acusavam-na de ser exaltada e sem controle. Peg ficava magoada e com raiva e sentia-se culpada por ter agido de forma tão infantil. Com pouca consciência do que sentia e do motivo, Peg era como uma "bomba-relógio". Quando a pressão se tornava muito intensa, ela explodia em um ataque de raiva ou tinha enxaqueca. Na mente de Peg, tudo era culpa do egoísmo dos outros ou culpa dela por não ter sido perfeita.

Ela estava presa em três armadilhas mentais: autodepreciação, o dever e a culpa. Aos 34 anos, nunca aprendera a dizer não. Peg se descrevia como um capacho.

Armadilhas emocionais da mente

Em 1975, Howard Gardner, psicólogo de Harvard e neurocientista, percebeu que avaliar a inteligência de uma pessoa baseado apenas no teste de Quociente de Inteligência (QI) não era uma boa ideia. Ele começou a formar uma teoria, amplamente aceita, acerca das inteligências múltiplas. Algumas pessoas são boas com palavras – elas possuem a inteligência linguística. Outros indivíduos são excelentes em lógica e matemática. Alguns, ainda, têm inteligência musical, enquanto outros conseguem ler pessoas muito bem – mostram, portanto, ter a inteligência interpessoal. Certas pessoas se sobressaem em matéria de autoentendimento, a chamada inteligência intrapessoal, e outros demonstram um profundo conhecimento do mundo natural. Peg, por exemplo, tinha mestrado em química e QI altíssimo. Ela também vivera num rancho em Wyoming por muitos anos e sentia profunda conexão com a natureza. Por outro lado, seu autoentendimento e inteligência social, em termos de construir relações harmoniosas com outras pessoas, eram muito baixos.

Em 1990, dois psicólogos acadêmicos, Peter Salovey e John Mayer, definiram inteligência emocional – que é um conceito similar aos de inteligência intrapessoal e interpessoal de Gardner – como o entendimento do funcionamento emocional de outros indivíduos e a capacidade de controlar as próprias emoções. Em 1995, o psicólogo Daniel Goleman popularizou a ideia de Inteligência Emocional (IE) em um maravilhoso livro baseado em resultados fascinantes de pesquisas. *Inteligência emocional*, seu livro, é excelente fonte de entendimento sobre como as habilidades emocionais afetam nossos relacionamentos, nossa saúde e quão efetivamente nos colocamos no mundo.

As definições básicas de Goleman acerca da IE têm como foco a capacidade de monitorar as próprias emoções e as de terceiros, para analisá-las e usá-las para orientar os pensamentos e as ações de alguém. Suas definições abrangem otimismo, conscientização, motivação, empatia e competência social. Elas foram largamente incorporadas no mundo dos negócios, uma vez que inúmeros estudos indicam que a IE (e as competências que ela compreende) é importante indicador de sucesso. Existem diversas informações disponíveis sobre Inteligência Emocional, incluindo o livro *Alquimia emocional*, de Tara Bennett-Goleman, esposa de Daniel Goleman.

Entender os meios de lidar com as situações que podem prejudicar sua inteligência emocional é um bom começo para cultivar essa forma de inteligência mais conscientemente. A seguir temos os dois obstáculos mais comuns que, na minha experiência, ficam no caminho da Inteligência Emocional.

Reprimir as emoções

Uma amiga me mostrou um diário que o pai dela mantivera enquanto prestava ajuda humanitária no exterior. Apesar de descrever as pessoas, cenários, refeições, roupas e responsabilidades diárias, não havia uma única menção ao estado emocional do escritor, ou de qualquer outro indivíduo. Parecia que eu estava lendo algo escrito por um viajante espacial vindo de outra galáxia – talvez o famoso oficial Dr. Spock, de *Jornada nas Estrelas*, conhecido por ser completamente sem emoções humanas ou entendimento emocional. Elas simplesmente não existiam em seu canto do universo, e também são desconhecidas para algumas pessoas do nosso planeta. Em 1973, o psiquiatra Peter Sifneos cunhou a palavra alexitimia – do grego "sem palavras para emoções". Cerca de 85 por cento dos indivíduos dentro do espectro autista sofrem dessa deficiência, provavelmente de origem neurológica.

A inabilidade de expressar emoções nas pessoas que não são afetadas pela alexitimia, mas que também não estão em contato com seus sentimentos, é ligada a inúmeras doenças, de dor nas costas a dores de cabeça. A repressão emocional e a constante tentativa de evitar conflitos já foram considerados fatores que aumentavam a predisposição ao câncer. São também características das personalidades dos chamados "bonzinhos", pessoas gentis e prestativas que quase nunca fazem questão de suprir suas próprias necessidades. Como Peg, eles tendem a virar capachos. Esse tipo de estilo emocional foi originalmente definido pela psicóloga Lydia Temoshok como "um bloqueio crônico da expressão de sentimentos e necessidades" e a crença de que "é inútil expressar as vontades".

Embora esse tipo de personalidade em si não seja mais considerado um grande fator de risco para o desenvolvimento de câncer, ainda é importante compreender os diferentes modos de lidar com conflitos. Antes de tudo, tal personalidade leva à impotência e ao pessimismo, e esses, sim, possuem relação com uma saúde precária e o surgimento da depressão. Um estudo sobre pacientes recém-diagnosticadas com câncer de mama mostrou que aquelas que reprimiam as emoções negativas que tipicamente acompanham o diagnóstico estavam mais abaladas emocionalmente (tinham maiores taxas de cansaço e depressão) do que aquelas que expressavam seus sentimentos. Isso ocorria pois a tensão trazida pela emoção não podia ser dissipada por meio da discussão de sentimentos ou de uma atitude que proporcionasse conforto, uma vez que não era reconhecida. Essa tensão acumulada era então somatizada, ou seja, manifestava-se através do corpo.

"Você dá muita importância a coisas pequenas, vê o copo meio vazio, tem problemas em fazer amigos e reprime seus sentimentos? Essa combinação pode ser particularmente ruim para o coração." Assim começa a *Harvard Heart Letter* de agosto de 2005. Ela fala acerca de um estudo alemão sobre a personalidade explicada acima. Tal personalidade sofre muito com o estresse, e apenas o tempo pode dizer se a correlação entre esse sintoma e as doenças cardíacas é tão forte quanto o estudo indica. A equipe alemã, liderada pelo psicólogo Johan Denollet, completou um estudo com 286 homens e mulheres que haviam iniciado um programa de reabilitação cardíaca. Testes psicológicos revelaram que quase um terço se encaixava na personalidade descrita na *Harvard Heart Letter*. Oito anos depois, 27 por certo desse um terço haviam morrido – a maioria devido a ataques cardíacos ou infartos –, comparado a 7 por cento dos outros dois terços.

O modo mais comum de reprimir as emoções é a chamada negação. Trata-se de uma forma inconsciente de proteção contra circunstâncias e emoções dolorosas. Quando algo é emocionalmente difícil, uma pessoa desse tipo evita essa situação fazendo uso da negação, em vez de enfrentá-la. (Eu sou alcoólatra? De jeito nenhum! Meu marido é alcoólatra? De jeito nenhum! Meu filho está usando drogas? De jeito nenhum!) A negação não está restrita a famílias que sofrem por causa do abuso de substâncias, ela está presente em toda a sociedade. Por que o aquecimento global foi negado até atingir um ponto sem volta? Por que persistimos na guerra, protegendo-nos emocionalmente ao nos referirmos aos soldados – que ficam feridos, mutilados, traumatizados ou morrem – como "tropas", e ignoramos as mortes civis? A tendência a reprimir ou negar emoções dolorosas é humana, pois queremos estar felizes e confortáveis. O preço, porém, pode ser alto, a nível global e pessoal. Aprender a entrar em sintonia com nossas emoções e a entender o que sentimos – seja tristeza, raiva, ansiedade, compaixão, alegria, amor, vergonha, culpa, deleite, cólera, desespero, desapontamento, excitação, esperança, medo, bênção ou outros – define o que é cuidar do corpo e curar a mente: o encontro entre educação emocional e o desenvolvimento de habilidades para lidar com as transformações.

Descarregar as emoções

Nessa armadilha, que é considerada o oposto da anterior, você fica tomado por uma emoção, a ponto de ter que descarregá-la, normalmente em detrimento de outros ou de si mesmo. Em vez de *ter* uma emoção, passa a *ser* essa emoção. Em vez de reprimi-la, expressa-a inapropriadamente. Trata-se de um estado particularmente perigoso, uma vez que pode evoluir até a total perda de controle. Abusos e outras violências geralmente são o resultado. O discernimento fica comprometido e os impulsos mais primitivos prevalecem. Países declaram guerra, um homem enraivecido mata sua esposa, um aluno atira em sua professora ou colegas de classe, uma mãe sacode seu filho até ele ter dano cerebral permanente, um motorista encolerizado provoca um engavetamento de vinte carros.

Certo verão minha família foi pescar no oceano. Mais ou menos uma dúzia de barcos estava parada ao redor de um cardume quando notamos que um barco em alta velocidade vinha em nossa direção. Não havia tempo para sair de seu caminho, e linhas de pesca se partiram enquanto olhávamos estarrecidos. Vários barcos, inclusive o nosso, foram inundados, e nós ficamos encharcados. Pasmos, procuramos pelo barco. Vimos seu nome orgulhosamente entalhado no casco: *Raiva*.

Você não precisa estar fora de si para ser considerado alguém incapaz de expressar seus sentimentos apropriadamente. Alguns de nós não conseguem deixar de espalhar a tristeza e a destruição por onde passam. Nós podemos descarregar nossas emoções, obtendo alívio momentâneo, mas a longo prazo tal atitude faz com que as pessoas ao nosso redor se sintam muito pior. Se você está assustado e estressado – talvez seu trabalho ou casamento estejam por um fio –, precisa de orientação emocional para descobrir as ferramentas apropriadas para expressar suas emoções. Perguntar a alguém se está disposto a ouvir antes de descarregar seus sentimentos, desde que seja uma pessoa apropriada – um amigo, em vez de uma criança ou o chefe, por exemplo –, é parte importante de desabafar. Quando nossas emoções ficam muito intensas e difíceis de conter, é mais sábio procurar ajuda profissional. Um terapeuta competente pode auxiliar você a entender de onde vêm essas emoções, por que estão aparecendo e que contribuição positiva podem dar para o seu desenvolvimento pessoal. Ele também pode ajudar você a descobrir suas verdadeiras necessidades, se precisa de um *insight* ou um divórcio, se deve mudar de trabalho ou praticar exercícios, se tem necessidade de medicação, meditação ou um curso motivacional.

Uma atitude sadia perante as emoções

Assim como reprimir ou descarregar as emoções prejudica a inteligência emocional, descobri que certas atitudes aumentam a capacidade de usá-la de modo construtivo, para então se tornar um ser humano mais compassivo, equilibrado e talentoso.

1. *É humano e natural sentir emoções.* Qual é o interesse humano de uma história sem dor e raiva, amor e alegria? As emoções são o sal da vida. Vivê-las, sem exageros, é outra forma de aprender a estar plenamente no momento. Se você está irritado, não ganha nada fingindo o contrário. Tomar um tempo para si, sozinho, com um amigo ou terapeuta, pode ajudá-lo a entender a razão de sua raiva. Em geral, ela é uma emoção muito esclarecedora. Ela se manifesta quando seus limites foram, de alguma forma, ultrapassados. Neste caso, a raiva dá energia para agir e restaurar o equilíbrio da vida. Como já vimos, no entanto, ela também pode ser uma projeção do seu passado e não algo que aconteceu agora. Por acaso aquele chefe o deixa irritado porque lembra seu pai? A sua esposa é realmente controladora ou você está reagindo ao modo como sua mãe agia com você

na infância? Emoções são mestres poderosos quando você está disposto a estar presente e ouvir o que elas têm a dizer.
2. *Você tem o direito de sentir o que quer que seja, quer as emoções se justifiquem ou não.* Ninguém possui o direito de dizer que não deve se sentir como está se sentindo. É apenas através da compreensão do motivo por que nos sentimos de tal forma que podemos desenvolver autoconhecimento e empatia – as formas de inteligência intrapessoal e interpessoal identificadas por Howard Gardner. Quando alguém interpreta sua observação ou comportamento de maneira errônea e se sente ferido, não adianta dizer que está errado. É um desrespeito. Se, em vez disso, ambas as partes aceitarem o sentimento e questionarem honestamente o que o ocasionou, uma real compreensão pode ocorrer. Dessa forma, uma situação difícil pode ser transformada em uma epifania de confiança, alívio e *insight*.
3. *As emoções negativas são uma grande oportunidade para aumentar o autoconhecimento.* É somente através da aceitação de nossas reações a nós mesmos, aos outros e a diferentes situações que podemos curar os mal-entendidos do passado e adquirir a paz de espírito. Somente quando o ego, com seu medo e isolamento, é deixado de lado que podemos experimentar nosso estado natural de paz de espírito. As emoções positivas (amor, alegria, confiança, paz etc.) são expressões do *Self*, nossa verdadeira natureza. Elas estão sempre presentes e têm oportunidade de se expressar quando aprendemos a arte do equilíbrio emocional e as libertamos. As emoções negativas – medo, raiva, desapontamento, culpa, ódio e semelhantes – podem ser positivas quando levam a maior entendimento, à cura e à empatia. Muitas pessoas têm raiva de seus pais, por exemplo. Ainda assim, para a maior parte, eles fizeram o melhor possível em cada situação. Quando a raiva por seus pais vira uma oportunidade para se ter um *insight*, o

comportamento deles não mudará necessariamente, mas você poderá finalmente deixar de desejar que eles fossem diferentes e aceitá-los como são.

O mito das emoções negativas

As emoções negativas não são ruins. Elas são humanas. Na maioria das vezes, são adequadas. Quando um ente querido morre, há um momento de tristeza, dor e luto, a reação humana à perda de algo infinitamente precioso. Se não se permitir sentir a dor, ela surgirá de outras maneiras, e a ferida não se curará. Quando se fica doente, a resposta mais natural é sentir-se deprimido por conta do que se perdeu, ansioso e talvez com raiva e frustrado. Embora não precise ficar preso a esses sentimentos, é por aí que muitas pessoas começam. A reação natural à dor é a raiva. Se não a expressamos, como podemos aprender a pensar nos outros?

Como você pode se lembrar do primeiro capítulo, a sensação de impotência está associada com diversas doenças, tais como úlceras, doenças cardíacas e até mesmo câncer (pelo menos em roedores). A sensação de impotência é uma atitude de falta de poder, de sentir-se vítima. Quando um paciente com câncer aparece angustiado ou com muita raiva devido à doença, ou algum atrito com o médico ou com a esposa, ou devido ao trânsito, e então lamenta que tal aborrecimento o levará à recorrência da doença, eu lhe digo que o oposto é verdadeiro. Esconder as emoções, acreditando que não tem o direito de senti-las, e, consequentemente, sentir-se impotente, é o que leva a um estado emocional mais perigoso e, pelo menos em alguns casos, a um pior prognóstico médico. A psiquiatra Elisabeth Kübler-Ross possuía um extraordinário conhecimento sobre as emoções. Ela aconselhava as pessoas a senti-las sem remoê-las. A raiva pode trazer clareza, mas se nós nos apegarmos a ela e ficarmos hostis, pagaremos um alto preço no que diz respeito a relacionamentos, paz de espírito e saúde cardíaca.

As únicas emoções realmente negativas são aquelas que você não permite que você mesmo ou outras pessoas sintam. As emoções negativas não o prejudicarão se você expressá-las de forma adequada e em seguida abandoná-las, como analisarei em seguida. Reprimi-las ou descarregá-las é muito pior.

Restaurando a harmonia das emoções

Para poder ajustar seu equilíbrio emocional você precisa entender seu atual padrão emocional. Você nega, reprime ou reage exageradamente? Às vezes lidamos bem com certas emoções, mas não sabemos como manejar outras. Os padrões emocionais podem variar muito de pessoa para pessoa. Cada um de nós vem de uma família e de condições de vida diferentes, que nos legaram um caráter emocional único. Em algumas famílias, é permitido sentir raiva, mas não tristeza. Em outras é permitido sentir impotência, mas não raiva. Ainda em outras famílias, apenas as emoções positivas são permitidas.

Os homens, em geral, estão menos acostumados a reconhecer seus estados emocionais que as mulheres, visto que em várias famílias eles são recompensados por esconderem suas emoções, parecendo fortes e imperturbáveis. Embora esse tipo de condicionamento seja revertido em muitos casos, vários de meus estudantes casados relatam uma situação semelhante sobre os diferentes padrões emocionais masculinos e femininos.

O homem reclama que a esposa é emotiva demais e a mulher se queixa de que o marido é excessivamente racional, insensível às suas emoções e às próprias. Ela diz: "Estou triste porque minha amiga Linda e eu tivemos uma briga feia." Em vez de confortá-la e permitir que se sinta triste, o marido faz uma lista das razões por que ela deve sentir-se de forma diferente e tenta deduzir de quem é a culpa. Ela acaba pensando que o marido não se importa com ela porque ignora suas necessidades emocionais e a trata de modo condescendente. Ele considera que ela é histérica e pouco razoável, quando suas tentativas de resolver o problema de forma racional a fazem sentir-se pior.

Qualquer relação íntima requer consciência de nosso estilo emocional e do estilo do outro. Isto não significa que as duas pessoas tenham que ter o mesmo padrão, apenas que devem respeitar o do outro. Se no exemplo acima o marido estivesse consciente de que sua mulher experimenta fortemente as emoções e que isso não é ruim para ela, poderia evitar uma briga. Se ele demonstra compreender a sensação dela, diz algo como "Puxa, meu bem, parece que você está se sentindo muito mal por causa dessa briga", e então lhe dá um abraço, ela se sentirá apoiada e compreendida. Isso dá a suas emoções a chance de se dissiparem até sua razão poder ser de alguma utilidade para fazê-la compreender melhor a situação.

Nesse momento, ela poderá beneficiar-se de sua perspectiva racional. Poderá sentir-se aberta para ouvir seu ponto de vista, uma vez que suas emoções foram validadas e apoiadas. Por outro lado, se ele teve um dia ruim e não consegue lidar com as emoções dela, o fato de sua esposa compreender seu estilo também pode evitar um desentendimento. Em vez de culpá-lo por ser insensível, poderá lembrar-se de que ele é mais racional e que lida nesse momento com seus próprios problemas. Todos se sentem bem. Eles são apenas diferentes. Não entender o problema dela dessa vez não significa que não a ame e não a apoie. Essa compreensão pode impedi-la de transformar essa diferença de estilos emocionais em motivo para uma briga. Além disso, ela pode apelar a seu intelecto e dizer-lhe sem culpa que tiveram apenas mais uma de suas famosas dificuldades de comunicação entre o racional e o emocional. Os dois aprendem, e ninguém se sente mal.

Compreendendo seu estilo emocional

Seja um observador objetivo esta semana. Quando uma situação difícil ocorrer, além de identificar suas armadilhas mentais, veja como você reage emocionalmente ao distúrbio. Você pode, também, tentar o seguinte exercício de observação de suas emoções.

Você alguma vez já pensou em algo que aconteceu e então experimentou novamente os sentimentos associados com o evento? Durante anos fui atormentada pela lembrança de um evento ocorrido em minha adolescência. Eu tinha ido a uma festa que saiu do controle e a polícia foi chamada para intervir. Ninguém foi preso, mas uma amiga minha contou para a mãe o que tinha acontecido e ela, por sua vez, contou a meus pais, que ficaram furiosos. Durante anos a lembrança dessa festa me fazia sentir vergonha. Quando eu pensava sobre ela, minha postura mudava, meu tom de voz baixava e eu ficava agitada, ansiosa e infeliz.

Esse é o poder da mente condicionada. Este exercício objetiva ajudá-lo a lidar com sua mente e as emoções repetitivas que ela pode gerar.

Parte 1: Tomada de consciência das emoções negativas

Pegue lápis e papel. Escreva duas ou três lembranças associadas com a raiva. Coloque o máximo de detalhes possível. O que aconteceu e exatamente o que foi dito ou feito. Note como as lembranças o fazem se sentir. E, mais importante, *localize os sentimentos em seu corpo*. Por exemplo, algumas pessoas experimentam raiva como um nó no estômago; outras, como uma sensação de queimação no coração e na garganta; e outros, ainda, como uma grande tensão muscular ou outras sensações. Tome nota de suas próprias reações. A lembrança da raiva trouxe à tona outras emoções, como tristeza? Como você as sente? Anote o seguinte:

- A "lembrança" da emoção. Neste caso, raiva.
- Sensações físicas associadas a essa lembrança.
- Outras emoções que a lembrança tenha trazido à tona e sua associação com sensações corporais.

Repita o exercício com medo, culpa, vergonha, tristeza e qualquer outra emoção negativa que deseje e se sinta capaz de explorar. Se as emoções forem muito intensas ou desconfortáveis, interrompa o exercício e busque ajuda profissional.

Parte 2: Emoções positivas

Repita o exercício para amor, confiança, alegria, paz ou qualquer outra sensação positiva. No exercício sobre confiança, escreva as lembranças das conquistas que o fizeram sentir-se bem. Elas não precisam, necessariamente, ser êxitos que outras pessoas apreciaram. Por exemplo, eu me lembro do momento em que aprendi a ler. Primeiro houve o esforço de diferenciar o *a* do *o* e o *p* do *q*. Então, um dia, quando estava passeando de carro, subitamente as letras da placa de trânsito formaram uma unidade que pude ler: PARE. Que alegria!

As pessoas logo notam que podem facilmente experimentar de novo algumas emoções, mas não outras. As que não podem ser reconstituídas são pistas importantes para emoções que você está reprimindo ou minimizando. É rara a pessoa que realmente aprendeu a lidar bem com a raiva, por exemplo, ou aprendeu a perdoar. A repressão é a explicação mais provável. Tome nota das emoções que vieram facilmente e das que não surgiram. O que você *fez* com a emoção? Você a expressou e aprendeu com isso, ou a expressou com exagero, reprimiu-a ou minimizou-a? Você pode pensar por que isso ocorre? Como as pessoas em sua família lidavam com essa emoção quando você era pequeno?

Você pode ou não ter uma nova percepção dos seus primeiros condicionamentos através desse exercício. Sempre ajuda compartilhar os resultados com alguém que o conheça bem e possa estar ciente de alguns aspectos de seu estilo emocional que você não pode perceber. Além disso, algumas pessoas fazem esse exercício mais facilmente que outras. Não sentir as emoções vividamente nesse exercício não significa que você negue as emoções. Pergunte a si mesmo se suas experiências no exercício coincidem com as suas reações na vida real.

Entrar em sintonia com o corpo pode ensiná-lo muito sobre o que você está sentindo. Emoções positivas criam sensações corporais de abertura e expansão. Elas são um convite para abrir-se para o mundo. O corpo relaxa, mesmo que certas emoções, como a alegria, deem muita energia. Ao contrário, emoções negativas criam um sentimento de enrijecimento e contração. O mundo é empurrado para fora. *Sentimentos positivos levam à união e à intimidade. Sentimentos negativos levam ao isolamento e à alienação.*

Você pode se lembrar que o envolvimento, ao contrário da alienação, é um aspecto do comprometimento – uma das três atitudes das pessoas resistentes ao estresse. Não estou dizendo que essa habilidade seja fácil de desenvolver, apenas que é possível, e muito desejável. No ponto de equilíbrio emocional, o ego se retrai e dá lugar à percepção do que está realmente acontecendo a cada momento. Seus desejos e medos podem ainda permanecer, mas não desempenharão papéis principais. Em vez disso, você aprenderá a observar seus estados emocionais com interesse e respeito, sem julgar se algo é bom ou ruim, simplesmente usando o intelecto para discernir qual é a melhor maneira de aprender com seus estados emocionais. A raiva significa que devemos agir de determinada forma ou em vez disso mudar de atitude? O que podemos aprender com o medo? Por que você se sente impotente e assustado diante da raiva de alguém?

Um dos mais importantes níveis de consciência emocional diz respeito a seus pensamentos. As coisas que diz a si mesmo, que criam e mantêm suas emoções, são realmente verdadeiras? Se uma dificuldade aparece e seu modo de interpretá-la é pessoal, penetrante e permanente ("É culpa minha, eu sempre estrago tudo, é a história da minha vida"), como descreve o Dr. Martin Seligman, você está agindo como um incurável pessimista. Refutar os pensamentos que sustentam esse estado mental é um componente importante do que Seligman chama de otimismo adquirido. Por exemplo, se você está com medo porque alguém está com raiva de você (que era o problema de Peg), você interpreta suas emoções como "É minha culpa ter dito X ou Y, eu deveria ter dito Z". Isso é realmente verdade? Algumas pessoas não teriam respondido de modo completamente diferente ao que você disse? A culpa é mesmo toda sua? É você quem determina a resposta da outra pessoa? Quando perceber que os dramas que inventa para si mesmo não verdadeiros, então poderá se livrar deles mais facilmente ou criar narrativas mais benéficas.

Aprendendo com as emoções

Tomando a posição de observador, a Testemunha que percebe sem julgar, podemos vivenciar estados negativos sem sermos dominados por eles. Quando notar um sentimento desagradável, concentre-se nele conscientemente. Onde você o sente no corpo? Esse é um passo importante. Talvez o que a primeira vista pareça ser raiva seja mais vividamente sentido como dor. *Dê um nome à emoção.* O que você está realmente sentindo? Reflita então sobre o motivo por que a está experimentando. Observe seu ego, que vai usar todas as armadilhas da mente para se assegurar de que você ou outra pessoa receba a culpa ou o elogio. A ideia não é encontrar um culpado, mas compreender por que você reage de uma determinada maneira, independentemente do que ocasionou a emoção e da existência de uma justificativa. A verdade é que a raiva não precisa ser justificada para que seja correto senti-la. Todas as emoções são adequadas. Sem elas não poderíamos aprender muito sobre nós mesmos.

Após você ter dado nome à emoção e refletido sobre sua origem, pode então fazer uma escolha consciente. Se ela não for importante, talvez possa abandoná-la.

John era um executivo de 50 anos que teve um ataque cardíaco. Seu Mercedes novo foi amassado na garagem do hospital enquanto procurava uma vaga. Quando chegou à consulta comigo, contou que podia sentir a raiva apertando o peito. As palpitações e a falta de ar que acompanhavam sua raiva o deixaram assustado, e ele decidiu que não valia a pena se aborrecer por causa de um amassado. Seu coração era mais importante. Ele respirou fundo, soltou um suspiro de alívio, e nas expirações seguintes lembrou-se de relaxar ainda mais usando o mantra espontâneo: "Opto pela paz. Opto pela paz."

Quando se sentir sobrecarregado por uma emoção, respire fundo e tome a posição de observador, o lado Testemunha do *Self*, que observa sem julgar. Isso faz uma grande diferença na sua capacidade de perceber se você pode relaxar ou se alguma ação ou mudança de atitude é necessária. A observação consciente também o coloca no controle de seus sentimentos. Em um acesso de raiva, o intelecto perde a percepção. Você não é uma pessoa que sente raiva, mas a própria raiva. Lembra-se da história do barco chamado *Raiva*?

Arrependimentos e ressentimentos

Após vários anos dirigindo a Clínica Corpo-Mente comecei a notar que algumas pessoas tinham mais dificuldades em se curar do que outras. Elas eram mais apegadas ao passado do que ao presente, presas a ele pelas cordas do arrependimento e do ressentimento. Quando nos censuramos, nos arrependemos de alguns aspectos de nossa vida ou de quem somos, nós nos sentimos culpados, desapontados e envergonhados. Quando culpamos outra pessoa, o ressentimento e a hostilidade crescem. O dano que pode ter sido real persiste muito tempo após a situação haver terminado. Alguns continuam alimentando ressentimentos contra pessoas mortas há anos, inclusive partes de si mesmo que já mudaram ou deixaram de existir.

Quando pensa a respeito de uma pessoa de que guarda ressentimentos, você começa a notar os efeitos físicos. O coração acelera, o estômago se revira e os músculos ficam tensos. Enquanto isso, a pessoa pela qual está se consumindo continua sua vida, sem ser afetada. Essa simples verdade surge em aforismos e histórias de todas as culturas. Buda comparou ater-se à raiva com segurar um carvão quente com a intenção de jogá-lo em alguém. Obviamente, é você que se queima. O Dr. Herbert Benson compara a raiva e o ódio a um banquete, e levamos um tempo até percebermos que na verdade nós somos a refeição principal. Swami Chidvilasananda, um moderno mestre de meditação, compara guardar raiva com incendiar a casa para livrar-se de um rato.

A culpa é um caso especial de raiva voltada para si mesmo. O rato por causa do qual você está queimando sua casa não é ninguém mais que você mesmo. Não há nada de errado com a culpa, desde que você lide com ela no momento em que ocorre. É uma mensagem de que poderíamos ter feito algo diferente, uma melhor escolha. O problema surge quando recebemos a mensagem, mas não conseguimos abandonar o mensageiro. Trata-se de um problema tão grave que escrevi um livro inteiro a esse respeito, chamado *Guilt Is the Teacher, Love Is the Lesson* (A culpa ensina a lição do amor).

Como a culpa nos faz sentir mal, muitas vezes gera reações em cadeia. Suponhamos que você tenha a boa intenção de visitar uma tia doente em um asilo. Você anda ocupado, e o tempo passa. Cada vez que você lhe telefona, ela pergunta quando irá.

Com o tempo, você fica sem jeito de lhe telefonar. Por fim, começa a ter ressentimentos contra ela por fazê-lo sentir-se mal. Uma vez que passa o momento de lidar com uma emoção de maneira simples (por exemplo, dizendo a sua tia que infelizmente não pode ir ou que está arranjando tempo), o "buraco" torna-se progressivamente mais fundo.

Abandonando o ressentimento e a culpa

A maioria de nós carrega uma bagagem desnecessária repleta de culpa e ressentimento. Mesmo quando não estamos em contato direto com ela, de alguma maneira nosso comportamento é afetado. Posso garantir que o dono do barco chamado *Raiva* tem um saco repleto de ressentimentos. A raiva transbordou na sua agressiva falta de consideração pelos tripulantes dos outros barcos. Uma pessoa que sente raiva de si mesma pode, igualmente, agredir os outros. Frequentemente, as pessoas que mais criticam o comportamento alheio são as mais críticas em relação a si mesmas. Seus esforços constantes para corrigir e controlar as pessoas ao seu redor aumentam sua carga, pois as vítimas têm grande chance de responder com raiva e aborrecimento, perpetuando o ciclo.

Antes de deixar de lado o ressentimento, precisamos compreender por que a pessoa que nos feriu agiu daquela forma. Às vezes, as pessoas simplesmente desconhecem as consequências de seus atos. Não são diabólicas, apenas ignorantes. No entanto, se você não as confronta com os frutos de sua ignorância quando o ferem, a oportunidade para aprenderem pode ser perdida. Elas são ignorantes, mas você acaba se agarrando a ressentimentos. De qualquer maneira, essa não é uma atitude muito inteligente. Outras vezes, as pessoas que ferem os outros também já foram feridas. A maior parte dos presidiários, por exemplo, sofreu abusos quando crianças. Sofrimento gera sofrimento, até que você fique consciente do ciclo e decida rompê-lo fazendo boas escolhas emocionais.

Algum tempo atrás, eu estava dirigindo, e quando parei no sinal vermelho notei um garoto de uns 10 anos olhando para fora da janela traseira de um carro na minha frente. Ele cruzou o olhar comigo, curvou seus lábios e fez um sinal obsceno com os dedos. Em vez de responder de maneira semelhante, pensei nas muitas mágoas que ele deveria estar sentindo para se expressar de maneira tão hostil. Simplesmente olhei em seus olhos com todo o amor que pude concentrar. Ele respondeu sorrindo e acenando para mim até que o carro desapareceu de vista.

Este é um exemplo de uma troca fácil; não conhecíamos um ao outro. É difícil perceber como a dor afeta o comportamento de uma pessoa que está próxima de você. As duas histórias seguintes são reformulações adequadas para deixar a raiva de lado e ver as razões pouco evidentes por trás dos fatos.

Reformulando o ataque como a necessidade de amor

Robin Casarjian dá muitas palestras sobre o perdão, e é a criadora da Fundação Lionheart, que ensina perdão e educação emocional para presidiários. Ela conta uma belíssima história que ouviu do mestre de aikidô Terry Dobson. A história, modificada pelo tempo, conta que um estudante de aikidô estava no metrô numa tarde quente de um dia de verão. Um operário bêbado entrou no trem, utilizando linguagem obscena, e deu um bofetão em uma moça, que ficou estatelada no chão com o filho. Olhando em torno e procurando briga, ele viu apenas um velho, um casal de idosos e o jovem estudante de aikidô. Lutar é o último recurso no aikidô, mas, naquela hora, parecia inevitável.

O estudante e o bêbado se encararam para a briga. O estudante sabia que o bêbado não era páreo para ele, porém, subitamente, o velho puxou a roupa do operário, dizendo que percebera como ele gostava de beber. O operário xingou o velho, que continuou dizendo como ele e sua mulher tomavam uma garrafa de saquê toda noite no jardim, enquanto olhavam a recuperação de um pequeno pé de pessegueiro danificado pela tempestade. O bêbado estava tão espantado com o velho que ousava se dirigir a ele que começou a ouvi-lo. Quando o velho perguntou ao bêbado se ele tinha uma esposa com quem compartilhar o saquê, este começou a chorar e explicou que sua mulher havia morrido no parto há um ano. Por causa do grande pesar, tinha perdido o emprego e começado a beber. Logo depois o bêbado pousou a cabeça sobre o ombro do frágil velho. O velho alisava os cabelos do bêbado e ouvia suas mágoas com grande compaixão. O estudante, que via o desenrolar de toda a cena, compreendeu que tinha visto um verdadeiro mestre de aikidô em ação.

Somos ensinados desde a infância a não julgar outra pessoa até termos passado pela sua situação. De qualquer maneira, essa é uma lição difícil de assimilar. Se pudermos realmente ser solidários à dor de outra pessoa, então será muito mais fácil perdoar e esquecer. O Dr. Gerald Jampolsky coloca muito bem o que é a reformulação essencial no seu poderoso livro *Love Is Letting Go of Fear* (Amar é abandonar o medo). A seus olhos, o ataque de outra pessoa deve ser encarado como um pedido de ajuda. O ataque se origina da própria dor da pessoa. O único remédio para a dor é o amor e a compreensão. Podemos ver isso mais claramente com as crianças. Uma criança cansada fica irritada. Às vezes, ela nos ataca gritando, fazendo birra ou tendo um ataque de raiva. Nós a atacamos de volta ou compreendemos que precisa apenas de um pouco de carinho e um cochilo?

Embora seja crucial compreender a perspectiva da outra pessoa, de maneira que não levemos o ataque tão a sério, não estou sugerindo que, automaticamente, você deva oferecer a outra face. No momento do ataque, quando a raiva surgir, exercite sua discriminação. Se um contra-ataque for a melhor escolha, levando você e a outra pessoa a um melhor entendimento, vá em frente. Por outro lado, se o ataque for do tipo em que "deixar para lá" é a melhor escolha, reformular a situação, vendo o agressor como alguém que precisa de amor, será de grande ajuda. De qualquer modo, não há nenhum ganho em guardar a raiva depois de terminada sua utilidade.

Reformulando o agressor como mestre

Outra poderosa reformulação que nos ajuda a abandonar o ressentimento é ilustrada pela história do tirano mesquinho. O autor e antropólogo Carlos Castañeda contava a história de um homem de crueldade fora do comum, que grosseiramente critica, humilha e maltrata fisicamente seu empregado, Don Juan, um sábio mexicano cujos ensinamentos constituem a essência dos livros de Castañeda. Don Juan finalmente escapa de seu algoz, procurando refúgio na casa de seu mestre. Espantosamente, o mestre o manda de volta. Ele assegura a Don Juan que uma das melhores maneiras de conquistar a liberdade interior é voltar para o patrão cruel e permanecer com ele até que nenhuma palavra ou ação o possa tirar de seu centro de força e paz. Diz que todos deveriam desejar a dádiva de um tirano mesquinho para ensinar-lhes essa lição.

Penso frequentemente nessa história quando encontro tiranos mesquinhos em minha vida. Tento respirar fundo e me desligar, centrando-me na Testemunha interna e não permitindo que o comportamento louco de outra pessoa destrua minha paz de espírito. Algumas vezes sou bem-sucedida, outras vezes, não, mas sempre tento ser grata pela lição. Gratidão, aliás, é muito mais fácil depois que a situação já passou. Essa é uma das reformulações que mais me ajuda a abandonar o ressentimento e a não me deixar levar por uma reação inicial de raiva.

Resolvendo antigas questões

Desprender-se dos ressentimentos e arrependimentos é uma maneira de nos livrarmos do passado. Só podemos realmente aproveitar o presente quando toda a nossa energia está disponível, e não presa a situações inacabadas. Quando estava na universidade, recebi uma carta de Mark, um antigo namorado da época da escola. Nunca me esquecerei dessa carta.

Tivemos uma relação conturbada. Nada que eu fazia parecia agradá-lo. Mark continuava dizendo que me amava e, como a maioria dos adolescentes, me pressionava para fazer sexo, porém seu comportamento contradizia suas palavras. Fiquei magoada e com raiva quando terminamos, porque não entendia o que havia de errado comigo. Na carta enviada quatro anos após nos vermos pela última vez, Mark pedia desculpas pelas suas ações. Explicou que estivera apaixonado por outra garota, que estudava em um colégio interno. Eu era apenas uma substituta. Em vez de gostar de mim pelo que eu era, me rejeitava por não ser como ela. Mark sentira-se muito culpado para dizer-me o que estava acontecendo na época, mas isso perturbou-o durante quatro anos. Ele queria me contar que se arrependera. Queria encerrar a questão e se desprender dela. Terei sempre uma boa lembrança dele por ter sido maduro o suficiente para me confessar sua confusão, assumir seu erro e pedir desculpas.

Os membros dos Alcoólicos Anônimos ou outro sistema de 12 passos estão familiarizados com esse princípio. Um dos passos, que são o caminho para vencer o vício, requer que seja feito um corajoso inventário dos erros cometidos. Então, quando apropriado, pede-se desculpas às pessoas envolvidas e é feito o possível para melhorar. A pequena voz interna que o censura por ser mau pode então cessar sua ladainha de acusações.

Você pode usar o mesmo princípio para se libertar do ressentimento. Por exemplo, escreva à pessoa dizendo exatamente o que ela fez e por que você ainda está com raiva. Alguns escrevem tais mensagens sem enviá-las. Isto também ajuda a liberar os sentimentos. Outros acham que enviá-las é melhor. Se você mandar a mensagem, não se apegue aos resultados. A outra pessoa pode não reconhecer a situação ou pode retrucar com raiva. Por outro lado, essa pessoa pode usar a oportunidade para se desculpar. De qualquer modo, isso é algo seu, sua oportunidade para pôr um fim às situações mal resolvidas, independente da reação da outra pessoa.

Em meu trabalho com pacientes graves notei que vários possuíam o desejo espontâneo de resolver situações inacabadas. Por exemplo, um de meus pacientes, chamado Bob, um engenheiro de seus 30 anos, estava morrendo de leucemia aguda. Do hospital telefonou à ex-mulher, pedindo-lhe que fosse a Nova York vê-lo. Eles passaram uma tarde calorosa e comovente, liberando um ao outro de acusações e culpas, que sempre restam dos relacionamentos que terminam. Ele repetiu esse exercício com o pai, o irmão e seu ex-chefe. Descreveu esse processo como jogar fora o lastro de seu balão para que pudesse subir mais facilmente em direção ao céu. A proximidade da morte torna premente a necessidade de terminar situações inacabadas. É pena que não consideremos que levar nossa vida em paz e com abertura para o amor seja uma razão premente para nos libertar do passado.

O significado do perdão

Perdão é uma palavra carregada. Cada um tem uma opinião diferente quanto ao seu significado. Para alguns, é um mandamento sagrado, que é bom na teoria mas difícil de ser posto em prática. Está associado com a imagem de Jesus morrendo na cruz, olhando com compaixão para seus algozes enquanto rezava: "Perdoai-os, Pai, pois eles não sabem o que fazem."

Algumas pessoas se relacionam com essa imagem de forma positiva. Para outras, parece uma abdicação da responsabilidade, um tornar-se vítima.

Existe outra interpretação do perdão que é tanto bem-fundada teoricamente quanto possível de ser posta em prática. É consistente com qualquer crença secular ou religiosa. *Perdão significa aceitar que a essência de qualquer ser humano é como a sua e dar-lhe a dádiva de não julgá-lo.* Você pode saber se aceita ou não o comportamento de uma pessoa sem julgá-la. Os psicólogos previnem os pais para que nunca critiquem os filhos, mas apenas seu comportamento. Dizer "Você é burro" magoa muito. Se uma pessoa sabe que você a respeita e a valoriza, aceitará comentários a respeito de seu comportamento com mais facilidade. Mas se você atacar seu caráter, nenhum comentário, por mais perspicaz que seja, será ouvido. O perdão começa conosco e se estende aos outros. Aceitar a beleza e a preciosidade da essência de seu ser, assim como a de qualquer humano, é o melhor que você pode se oferecer. Aprenda a se amar agora, e não mais tarde. Mesmo que não tenha perdido 10 quilos, acabado de arrumar a casa, se tornado o diretor de seu departamento, ou ganhado o Prêmio Nobel, você ainda é um ser humano de valor. Talvez as descrições mais pessoais e comoventes do perdão e da autoaceitação venham dos estudos do psicólogo Dr. Kenneth Ring. Em seu livro *Heading Toward Omega* (Em direção a Ômega) ele escreve sobre o significado das experiências de quase morte. É notável que uma pesquisa feita por George Gallup Jr. tenha indicado que um em cada vinte americanos adultos teve uma experiência de quase morte.

Ring percebeu que a maior parte das experiências de quase morte, mesmo com variações, possui uma série de eventos em comum. Começam com uma sensação de grande paz e bem-estar, percebida como alegria e felicidade irresistíveis. Não há dor, nem qualquer sensação corporal. A pessoa diz estar flutuando, livre do corpo, observando-o e também às conversas que acontecem ao seu redor, mas sem participar da cena. Tudo parece muito real e natural, e não como um sonho ou uma alucinação. Em dado momento, a pessoa se dá conta de uma nova "realidade" e da presença de um ser luminoso que irradia total aceitação, compaixão e amor. As descrições da luz inspiram completo deslumbramento. Em um determinado momento, o ser estimula uma revisão da vida que ocorre quase que instantaneamente. Uma pessoa descreve a experiência no livro de Ring da seguinte forma:

> Não era minha vida que se desenrolava diante de mim, nem uma caricatura tridimensional dos eventos. O que aconteceu foi que senti todas as emoções que ocorreram em minha vida. E meus olhos me mostravam a forma como cada emoção afetou minha vida. Como minha vida até então tinha afetado a de outras pessoas, usando o sentimento de amor puro que me circundava como ponto de comparação.

Quando minha mãe faleceu (no ano seguinte ao do lançamento da primeira edição deste livro), eu e meu filho Justin estávamos velando, junto com outros parentes. Ambos tivemos o que o Dr. Raymond Moody, pesquisador de experiência de quase morte, chama de "experiência de morte empática". Não tínhamos morrido, mas fomos para a luz com minha mãe e tivemos o equivalente a uma experiência de quase morte com os eventos que relatarei a seguir.

A experiência começa com uma visão que parece mais real que a própria realidade. Nela, eu era, ao mesmo tempo, uma mãe grávida e seu bebê nascendo – uma consciência em dois corpos. Durante o parto, aquela consciência deslocou-se completamente para o bebê, enquanto eu seguia por um túnel escuro e nascia para uma luz inefável e amorosa, uma atmosfera de amor incondicional e perdão. A luz, que era um Ser sensível, viu completamente – era como se eu fosse transparente para ela – cada pensamento e sentimento que eu já tivera, todos os meus erros e indelicadezas, cada um de meus atos vergonhosos. E ela me amava mesmo assim, pois podia ver a *razão* de cada uma de minhas atitudes. Sua única preocupação era minha evolução espiritual em direção a um plano superior de compaixão e felicidade.

Cenas de encontros emocionantes com a minha mãe (nós tivemos um relacionamento difícil) se seguiram. Era perfeitamente claro como nós tínhamos afetado uma à outra, e como nossas ações – algumas das quais aparentemente negativas – eram uma fonte de *insight* e conhecimento para ambas. O perdão e a gratidão que senti por ela eram arrebatadores. Quando abri os olhos depois da visão, todo o quarto estava repleto de luz. Nada parecia sólido. Tudo era feito da mesma energia que o Ser de Luz. Justin, que estava sentado do outro lado da cama de hospital, estava vertendo lágrimas de luz. Ele olhou para mim e disse, em um sussurro espantado:

"O quarto inteiro está cheio de luz. Você está vendo, mãe?"

Eu assenti.

"É o último presente da vovó", disse ele. "Ela está nos deixando espiar pela porta da eternidade."

Posso garantir que ter essa experiência é de natureza transformadora, uma lição de compaixão e perdão. Ao ler relatos similares de pessoas das mais variadas crenças, em momentos diferentes de suas vidas, descobri que todas tratam de amor, gratidão e perdão. A experiência se expande para revelar uma realidade em que todos estão em estado de absoluta compaixão para com os outros. O amor é o maior foco. Nesse estado, tudo faz sentido. A dor e o sofrimento da vida têm o seu devido lugar, e o julgamento se desfaz, restam apenas o amor e a ideia de que a vida é uma oportunidade para reflexão e crescimento. Várias pessoas que passaram pela experiência de quase morte relutam em voltar para a vida que conhecemos, mas compreendem que precisam retornar, que existem situações pendentes. Algumas das descrições mais admiráveis, porém, giram em torno do que consideram necessário. A maioria das pessoas relata que as realizações que achavam importantes, em seu trabalho por exemplo, não possuíam importância alguma. Era a quantidade de amor que compartilhavam, expressa mesmo nos pequenos atos, que representavam os feitos mais significativos de uma vida inteira.

Pessoas que tiveram experiência de quase morte dizem frequentemente que ficaram mais inclinadas a perdoar os outros; não julgam mais. Em vez disso, sua principal orientação é a compaixão. Todo o significado da vida é reformulado. O desafio para os 95 por cento de nós que não tivemos essa experiência é claro. *Pratique o perdão através do reconhecimento da perfeita essência (a luz, ou o verdadeiro Self) de si mesmo e dos outros.* Se você não for religioso, pode pensar nisso como o reconhecimento da mesma consciência básica, independente de sua natureza final, que está presente em todas as pessoas. Apenas a individualidade de nossas experiências de vida é que cria a sensação de que somos diferentes. Se você for religioso, siga os ensinamentos de compaixão de todas as grandes religiões.

Uma das áreas mais ativas da pesquisa corpo-mente é o perdão. De acordo com estudos sobre o assunto, pessoas com dificuldades para perdoar são mais estressadas, deprimidas, narcisistas, irritadas e paranoicas; são menos propensas a ajudar os outros e têm mais sintomas físicos do que aquelas que conseguem se libertar dos arrependimentos e ressentimentos. O perdão é uma forma potente de se render ao momento, só igualável, talvez, à gratidão pelo que foi aprendido. O resultado é que percebemos que não somos nada ou ninguém especial. Todos sofrem e cometem erros; todos buscam a felicidade, e a bondade é essencial para conquistá-la.

Sugestões ao leitor

1. Familiarize-se com seu estilo emocional. O exercício de observação das emoções deve ser útil.
2. Aceite suas emoções como humanas. Lembre-se de que as únicas emoções negativas são aquelas que você reprime, pois se priva dos ensinamentos que elas poderiam trazer.
3. Lide com suas emoções à medida que surgirem, não as reprima. Faça isto:

- Dê um nome à emoção.
- Respire fundo, se distancie e tome a posição de observador.
- Pondere por que está se sentindo desse modo.
- Reflita sobre o que *fez* com a emoção. Você a reprimiu, descarregou-a, negou-a ou minimizou-a? Ou aprendeu com ela, permitindo que fosse uma força curativa em sua vida?
- Escolha o modo de ação mais adequado:
  Relaxar e se desprender
  Reformular e procurar uma nova compreensão
  Realizar uma ação específica e necessária

4. Conclua as situações inacabadas. Faça uma lista dos arrependimentos e ressentimentos aos quais está apegado. Seja extremamente honesto consigo mesmo. É muito fácil achar que já deixou algo para trás quando ainda não o fez. Faça o que for necessário para concluir as situações mal resolvidas. Telefone, escreva mensagens, mesmo que não

as mande. Peça desculpas e faça as compensações possíveis em relação aos atos de que se arrependeu. Diga às pessoas como você realmente se sente.
5. Pratique o perdão. Abandone os julgamentos e dê a si mesmo e aos outros a dádiva de ser quem são, aceitando-os como são em vez de rejeitá-los por não se moldarem às suas expectativas.

8
A história de Sam

O rápido avanço da medicina e da tecnologia nos últimos cinquenta anos redefiniram as expectativas dos médicos e dos pacientes. Antes da descoberta dos antibióticos, era comum que crianças e adultos jovens morressem de doenças infecciosas. Os médicos apenas podiam oferecer cuidados e apoio ao paciente no curso natural da doença, que normalmente terminava em morte.

Em comparação, os médicos atualmente podem, às vezes, fazer "milagres". Agora que as doenças mais agudas estão sob controle, o problema mais comum são as doenças crônicas. É aqui que a medicina corpo-mente pode fazer grande diferença, auxiliando os próprios mecanismos de cura do corpo, funcionando de modo complementar ao cuidado médico. Mesmo enfermidades que ameaçavam a vida, como as doenças cardíacas, o câncer, o diabetes e a Aids podem ser controlados por um longo período de tempo. Apesar de tudo, o final continua inalterado. Cedo ou tarde, todos nós morreremos. Antigamente, a morte era vista como parte natural da vida. Atualmente, tornou-se remota e muitas vezes vista como uma falha da medicina. A morte tornou-se o inimigo.

Muitos pacientes, que foram meus professores mais valiosos ao longo dos anos, estavam à beira da morte. No processo, eles colheram a sabedoria de uma vida, refletindo profundamente sobre o que era mais significativo e precioso. Curiosamente, esse estado de espírito pode resultar em uma mudança positiva de atitude que normalmente não ocorreria, ou se daria muito lentamente. Quando referenciais familiares são destruídos com a proximidade da morte, uma nova compreensão pode se desenvolver rapidamente. Essa nova compreensão é de uma natureza profundamente espiritual, e pode ser o legado mais surpreendente do amor daqueles que nos deixam.

Quem somos e por que estamos aqui? Qual é a definição de uma vida plena? Sou este corpo ou algo maior? Estas relevantes questões compõem a nossa quintessência humana. A doença e a proximidade da morte, talvez mais do que qualquer outra experiência, nos forçam a encarar estas perguntas.

Este capítulo é o que aprendi com um jovem paciente que morreu de Aids no começo da década de 1980, um tempo em que a Aids era uma sentença de morte para todos os que a contraíam. Não existiam ainda coquetéis que reduzissem os sintomas da doença, e hoje – quase 25 anos depois – ainda penso naquele tempo sombrio, que significou a morte de muitos jovens. Era como uma guerra contra um inimigo invencível e invisível. No inverno de 1983, conheci Sam, um jovem advogado que fora hospitalizado com pneumonia causada por *Pneumocystis carinii*, uma infecção usualmente associada à Aids. Em meio à agitação e à tristeza, Sam indagou se havia alguém no hospital que ensinasse meditação, pois pensava que isso poderia ajudá-lo a obter paz de espírito.

Como a história de Sam é muito pessoal, é melhor contá-la da forma como ocorreu, através da conversa que tivemos no decorrer do ano em que trabalhamos juntos. Como nas histórias anteriores, mudei datas, nomes e detalhes para proteger a identidade de Sam e de pessoas próximas a ele. Porém, as palavras que trocamos – a meditação de nossos corações – são fiéis à experiência que compartilhamos.

Quando vesti meu casaco de inverno e fechei a porta de meu escritório, preparando-me para minha consulta de "paz de espírito", estava muito nervosa. Sam foi a segunda pessoa com Aids que conheci, e eu não sabia se teria algo a lhe oferecer. Além disso, começava a nevar e eu tinha de enfrentar uma longa viagem de volta para casa. Pensei em adiá-la para a manhã seguinte, mas coloquei-me no lugar de Sam. Ele estava muito doente, esperava ajuda.

Quando cheguei, a porta do quarto de Sam estava coberta de instruções específicas sobre o manejo de produtos sanguíneos, secreções e excreções corporais. Na frente da porta havia um carrinho contendo aventais esterilizados, luvas e máscaras.

As máscaras eram para a proteção do paciente na eventualidade de um dos funcionários do hospital ter uma doença respiratória. Até um resfriado poderia ser fatal para alguém em condição tão frágil. Ao colocar o avental, demorei-me nos preparativos, imaginando o que iria encontrar. Verdade seja dita, eu sentia medo. Não do contágio, mas de não poder ajudar alguém que se encontrava em uma situação tão terrível. Respirei fundo – fiz uma pequena prece – e finalmente estava pronta para entrar.

O quarto estava meio escuro. Uma enfermeira movia o cateter intravenoso de Sam. Dezenas de cartões estavam colados nas paredes. O sol tardio do inverno projetava sombras na cama, criando uma atmosfera de outro mundo. Sam estava deitado sob as cobertas, pálido e trêmulo, com seus cabelos loiros grudados na testa.

Parei na porta, pensando por uns momentos. Afinal de contas, era ele contagioso? A Aids era um fenômeno recente, e a medicina ainda não começara a desvendar seus segredos. Nem o vírus do HIV tinha sido isolado e identificado como causador da doença. Pensei em Miroslav e em nossos filhos e se devia estar naquele local. Nesse momento, Sam abriu os olhos e me viu. Ele sorriu e estendeu a mão frágil por debaixo das cobertas.

– A senhora é Joan Borysenko, não é? Meu pai é médico aqui e disse que você poderia vir hoje.

Aproximei-me dele – todas as minhas dúvidas se dissolveram diante da receptividade daquele homem bom e gentil. Ele agradeceu-me por estar ali e com uma voz fraca começou a contar sua história.

Sam já estava doente havia seis meses. No início, seu médico e pai achara que ele tinha hepatite. Apesar de ficar de cama por meses, não melhorara. Adquiriu uma infecção por fungo e começou a suspeitar de que contraíra Aids – especialmente por ser homossexual. Naquele tempo, a Aids nos Estados Unidos era uma doença que afetava quase exclusivamente jovens homossexuais. Quando deixei de praticar medicina, vários anos depois, jovens mães e avós haviam contraído Aids. Era uma doença oportunista transmitida não apenas sexualmente, mas – até que os bancos de sangue finalmente adotaram medidas de segurança – também pelas transfusões de sangue e outros componentes sanguíneos que salvavam vidas.

Perguntei a Sam por que tinha me chamado, intrigada por seu interesse em uma consulta de "paz de espírito". Ele tinha feito sua lição de casa, com a ajuda do pai, um cirurgião ortopédico. A princípio, sua resposta enfocou o aspecto científico do efeito do estresse no sistema imunológico e de como chagara à conclusão que a resposta de relaxamento poderia reduzir seu estresse e, assim, aumentar a chance de seu sistema imunológico se recuperar. Sam estava racionalizando, porém seus sentimentos reais vieram à tona rapidamente. À medida que conversávamos, agarrou minha mão com mais força e começou a chorar de modo tão suave que quase não percebi.

Então ele disse:

– Durante toda a minha vida procurei um significado em minhas realizações. Tornei-me advogado, um bom advogado. Sinto que fui um bom filho, um bom amigo, e que me esforcei para estabelecer e manter relações amorosas. Passei a vida procurando segurança e adquirindo coisas que todos nós achamos importantes: casa, carro e bastante dinheiro para fazer o que quisesse.

Após uma pausa para tossir e tomar fôlego, apoiou-se nos cotovelos e continuou, com sua voz suave:

– Também gastei muito tempo em terapia, tentando compreender-me, mas, de certa forma, tudo isso parece não ter sido suficiente. Uma parte de mim encontra-se vazia, almejando algo. Parece que não consigo obter paz, por isso a chamei. Há realmente uma forma de obter paz de espírito?

O quarto estava totalmente silencioso, a não ser pelo contínuo ruído da bomba de infusão venosa que injetava continuamente os antibióticos necessários para combater a pneumonia de Sam. Pensei na longa sequência de zeros – todas as coisas que trabalhamos tão duro para obter – que não têm valor a não ser quando um algarismo representando paz de espírito é posto à sua frente. É claro, pensei em minha própria busca de paz e de um significado para a vida. Perguntei-me se estava pronta para esse desafio. Como poderia ajudar Sam se eu mesma não tinha certeza dessas respostas?

Apesar da dúvida, minhas palavras soaram com tal certeza que nos absorveu, vindas de uma fonte que estava além de nós.

– Não posso ensinar-lhe, pois você já tem a paz internamente. – Eu sabia a veracidade dessas palavras com a mesma certeza absoluta que temos ao encontrar o rosto de alguém íntimo numa sala cheia. – Mas posso lembrar-lhe de como experimentá-la – continuei, inundada por uma calma presença, tão palpável e real quanto eu mesma.

Ficamos em silêncio, olhando um ao outro intensamente. Apenas poucas vezes na vida vivenciei uma interação tão profunda com outro ser humano. Nossa confiança mútua foi imediata e completa – tínhamos a nítida impressão de nos conhecermos desde sempre. E essa confiança ia nos ajudar a ir além da compreensão normal da vida.

Expliquei a Sam a base da meditação. Ele queria uma palavra-chave que o lembrasse da paz interior que buscava. Escolheu o mantra da respiração *Ham Sah* – *"Eu sou isto"*, a *paz, a consciência de tudo* –, e meditamos por alguns minutos. O silêncio foi interrompido pela enfermeira, que veio checar seus sinais vitais e ajustar a bomba de infusão venosa. Ela comentou que a aparência de Sam tinha melhorado.

Estava ficando tarde, e os últimos raios de sol já haviam desaparecido. A silhueta dos prédios de Boston, vista através da janela do quarto de Sam, era resplandecente, especialmente em contraste com a neve que caía. Sam olhou para mim e sorriu com especial ternura. Retribuí o sorriso. Combinamos de nos ver no dia seguinte antes de eu iniciar o trabalho da clínica.

Pensei em Sam durante todo o percurso de volta para casa. Como pode ser estranha a vida! Tinha acabado de passar uma hora com um jovem que lutava contra uma doença incurável e, apesar disso, não estava deprimida. Fazia muito tempo que não sentia tanta paz de espírito.

Ao chegar ao hospital, no dia seguinte, encontrei Sam bastante melhor. Os antibióticos tinham surtido efeito, e ele estava sentado na cama. Havia meditado de manhã e me fez perguntas corriqueiras a respeito do fato de a mente vaguear durante a meditação. Falamos de seu passatempo favorito: esquiar na neve. Sua postura mudou e era possível sentir sua vitalidade enquanto ele falava sobre o quanto sua mente se acalmava quando se concentrava nas sensações corporais, no equilíbrio e na habilidade necessários para esquiar. Seu semblante se acalmava apenas com a lembrança da experiência de velocidade e controle. Ele disse que compreendia que a paz de espírito é a experiência que se tem toda vez que a mente se acalma: é nossa essência, nossa verdadeira natureza. Por uns momentos ficamos sentados em silêncio, pensando sobre as ocasiões em que realmente sentimos paz. Quando estava revivendo uma curiosa e distante lembrança da infância, a voz de Sam tirou-me do devaneio.

– Você acha que a mente pode parar quando sentimos um medo intenso? Se estivermos totalmente dominados pelo medo, será que essa experiência pode transformar-se em paz?

Achei estranho ele ter feito esta pergunta, pois estava intimamente relacionada à minha lembrança anterior. Por isso resolvi contá-la.

Quando tinha mais ou menos 3 ou 4 anos, meu pai e eu estávamos brincando na piscina. Ele era um boto e eu, uma sereia cavalgando em suas costas. De repente, perdi o equilíbrio, e com medo prendi a respiração, enquanto afundava. Caí na piscina de barriga para cima e observei a luz do sol, que brincava e dançava na água. Uma pessoa que passou nadando sobre mim ocasionou ondulações fantásticas na água. A surpresa de me encontrar nesse mundo encantador acalmou minha mente. Durante esse momento a paz substituiu o medo. Felizmente, os braços fortes de meu pai rapidamente me tiraram da água, antes que eu tivesse que respirar novamente.

Sam sacudiu a cabeça, logo fazendo associações entre minha história e um livro que seu parceiro David tinha lido para ele. O título do livro era *Heading Toward Omega*, de Kenneth Ring. Na década de 1980, livros sobre a experiência de quase morte eram muito populares, e voltaram a ser populares vinte anos depois. Sam estava impressionado pelo fato de que todas as pessoas que passaram por uma experiência de quase morte, embora possuam percepções diferentes, relatem algo em comum.

– Por exemplo – disse ele –, em questão de segundos revive-se uma vida inteira. Não é estranha a percepção do tempo? É incrível que o cérebro possa repassar tanta informação em segundos, de tal forma que exista um significado consciente.

– Também pensei nisso tudo – disse eu, interrompendo-o.
– A meditação mostra claramente a relatividade do tempo. Às vezes, dez minutos parecem uma hora e, outras vezes, uma hora parece passar em um minuto. Einstein disse certa vez que dois minutos parecem duas horas quando sentamos em um fogão quente, mas quando estamos nos braços da pessoa amada, duas horas parecem dois minutos. Não é verdade?

Rimos juntos, e então, abraçando suas pernas de maneira que o queixo se apoiava nos joelhos, Sam continuou a falar. Seu olhar estava perdido.

– Após suas vidas passarem diante de seus olhos – disse ele, referindo-se a pessoas que estiveram clinicamente mortas, mas que foram ressuscitadas em seguida –, as pessoas dizem ver uma espécie de túnel que lhes parece muito atraente. No outro lado do túnel encontram uma luz totalmente acolhedora que imediatamente reconhecem como o amor incondicional. É como sua experiência na piscina. Elas não sentem medo nem pensam no que ficou para trás; apenas se entregam ao amor. Nesse ponto, de acordo com o que li, os relatos divergem. As pessoas veem membros de suas famílias já falecidos, um Ser de Luz ou diferentes santos e figuras religiosas. Segue-se uma espécie de reconhecimento ou comunicação que ainda não é a hora de irem embora, e elas são transportadas de volta pelo túnel e para dentro de seus corpos.

Suspirei, e estava para contar a Sam a história de um cientista que conhecera há alguns meses, mas desisti. Interromper não era uma boa ideia, ele precisava falar sobre a morte, dar sentido ao que lera e ao que isso significava para ele. Eu prontamente continuei:

– O que você acha desses relatos, Sam? Fazem algum sentido para você?

Ele fez um sinal afirmativo com a cabeça.

– Acho que sim. Não sou religioso, mas tenho um lado espiritual e acredito que estamos aqui por alguma razão. Por outro lado, lembro-me de ter lido, há alguns anos, um artigo na revista *Psychology Today* que tentava reduzir essas experiências a algum truque pré-programado das células cerebrais em processo de morte. Seria uma forma pela qual pudéssemos morrer em paz. Mesmo se isso fosse verdade, seria difícil atribuir tal engenhosidade à casualidade. Eu atribuiria tal programa tão excepcional a uma força inteligente e repleta de amor, e aí a questão fica em aberto. De qualquer forma, estamos falando sobre Deus, então, por que inventar teorias? Se algumas pessoas de fato tiveram tal experiência, quero saber mais a respeito. Certamente, é um desafio às minhas ideias a respeito da morte.

Olhamos um para o outro e dissemos ao mesmo tempo "Ou a respeito da vida". Rimos, aliviados. A concentração foi quebrada por um instante, levantei-me para me alongar e examinar o belo arranjo de antúrios, com suas flores em formato de coração, de cor vermelha brilhante com aparência de cera, que se encontrava em uma mesa ao lado da janela. Lembrei-me de tê-las visto em uma viagem ao Havaí, onde brotam em profusão. A semelhança das flores com corações parecia captar a sensação do momento. Sam e eu falamos a respeito de seu irmão, que enviara as flores. Ele tinha bons amigos e uma família que o apoiava muito.

– Você tinha começado a falar algo alguns minutos atrás, quando discutíamos as experiências de quase morte – disse Sam. – O que era?

Fiz uma pausa. Raramente me aventuro a falar sobre assuntos espirituais com pacientes, e senti-me desconfortável. Eu era uma cientista médica, não uma capelã. Conversamos sobre meus sentimentos e concluímos que o trabalho no qual Sam e eu estávamos engajados era diferente da minha prática tradicional. Ambos éramos professores e alunos. Decidi ver Sam no meu tempo livre e como amigo, não como paciente. Pareceu-me, então, apropriado continuar minha história.

Comecei por relatar uma viagem para um congresso, onde encontrei um proeminente imunologista chamado Dan. O encontro foi aparentemente casual na lanchonete, antes do início das palestras da manhã. Havia muita gente e, por isso, as pessoas compartilhavam as mesas. Quando Dan sentou, nos apresentamos e falamos um pouco sobre o que fazíamos. Quando eu lhe disse que me interessava pela interação do corpo com a mente e pela exploração da mente através da psicologia e da meditação, ele ficou pensativo. Em seguida pediu permissão para contar-me uma história que o perturbava muito. Como Dan não encontrava uma explicação para ela, achava que eu podia ajudá-lo.

Dan tinha sido hospitalizado com uma dor abdominal aguda alguns meses antes, e vários exames médicos tinham sido recomendados. Recebeu um narcótico para reduzir a dor e, aparentemente, teve uma reação ruim ao medicamento. Seu corpo tornou-se quente e agitado. Em dado momento, sentiu uma energia diferente e teve a forte e estranha sensação de estar saindo de sua cabeça através de um buraco na nuca. Descreveu essa experiência com os olhos arregalados e uma sensação de espanto.

– Eu, quer dizer, a parte consciente e pensante em mim, o que descreveria como minha identidade, saí de meu corpo. Pairava no teto e olhava meu corpo suado lá embaixo, como se estivesse vendo um filme. Lembro-me de ter notado como os frisos das paredes estavam sujos e de ter tomado nota para falar com a enfermeira mais tarde. Nesse momento, ouvi pessoas discutindo meu caso no saguão. Simplesmente fluí através da parede sem sequer senti-la como obstáculo, e observei a conversa. Percebi que o médico estava preocupado com problemas familiares, e por isso eu não receberia dele o cuidado de que necessitava. Eu tinha certeza disso. Não me pergunte como. Simplesmente sabia, sem sombra de dúvida. Naquele momento, também tive uma forte sensação da causa de minha doença. Estava com uma dor provocada por uma infecção renal que se refletia em meu aparelho digestivo, mas não tinha nada a ver com ele. Então senti que uma força me puxava de volta para meu corpo e tive a sensação de voltar através da parte de trás de meu crânio.

"Então cometi o erro de tentar discutir minha experiência com o médico. Ele quis me dar tranquilizantes, pensando que eu estava com alucinações causadas pela medicação, e chamou um psiquiatra para uma consulta. Nesse meio-tempo levantei-me, vesti-me, roubei o prontuário médico, chamei um táxi e saí do hospital, desobedecendo às indicações médicas. Pedi ao motorista que me levasse a um hospital do outro lado da cidade, onde conhecia um dos médicos da equipe. Por sorte, ele estava de plantão quando cheguei. Expliquei-lhe o meu pressentimento, que foi comprovado. Não expliquei como tivera essa ideia porque achava que a maioria das pessoas não acreditaria.

Eu estava ouvindo atenta e extasiada, imaginando por que ele estava contando isso para mim, uma pessoa totalmente estranha. O Dr. Bernie Siegel, um cirurgião e escritor pioneiro na medicina mente-corpo, explica esse fenômeno aparentemente acidental com o dito espirituoso de que a coincidência é apenas a maneira que Deus tem de permanecer anônimo. Talvez assim seja. Parece que, quanto mais nos interessamos em uma inteligência maior – e em nosso propósito de vida –, a realidade se desvela mais repleta de significados, por meio de pequenas coincidências e em extraordinárias interações, como as que tive com Sam. Perguntei a Dan como se sentia a respeito dessa experiência e se havia modificado suas ideias a respeito da vida. Ele riu e disse:

– Modificar minhas ideias é um grande eufemismo. Não há mais maneira alguma de supor que sou apenas um corpo. O corpo é como um conjunto de roupas de que me desvencilho no fim do dia. A parte essencial de mim é independente dele. Tenho absoluta certeza disso. Além disso, não sei mais o que pensar, só sei que preciso obter maior conhecimento.

Começamos, então, a conversar sobre as descrições da literatura espiritual – judaica, sufi (a tradição mística interior do Islã), cristã – e dos relatos de experiências de quase morte, que se assemelhavam à sua história no hospital. Nos 25 anos desde que conheci Dan, ouvi centenas de histórias similares, embora as pessoas ainda evitassem comentá-las, pela mesma razão que Dan: as outras pessoas podem achar que você está louco ou rotular você como crédulo e místico, embora experiências semelhantes tenham sido reportadas em todas as culturas e religiões.

Sentia-me um pouco sem graça por ter falado por tanto tempo, mas Sam olhou-me e comentou algo que fez meus olhos se encherem de lágrimas, algo que sempre lembrarei. Com grande ternura, ele disse:

– Seus filhos devem amar muito você.

Minha história era dirigida à sua mente, porém, havia tocado seu coração.

Nossos encontros, assim como nessa ocasião, eram frequentemente repletos de paz, e não se percebia o tempo passar. Outras vezes, porém, nossa conversa era sobre problemas mais imediatos ou sobre a realidade de sua doença. De todas as enfermidades que vi as pessoas enfrentarem, a Aids, naqueles dias, era a mais difícil. Como era transmitida sexualmente e afetava, no começo da epidemia, principalmente homossexuais, ela trazia à tona os piores medos e preconceitos. As pessoas que acreditavam em um Deus que pune viam a Aids como um castigo divino. Ter de enfrentar esses preconceitos era um peso adicional para os pacientes com Aids. Mas esse fardo pode levar a novas compreensões, pois muitas vezes ajuda os pacientes a reverem suas crenças religiosas, reavaliando seu modo de viver e começando ou continuando a explorar suas ideias sobre si mesmo e a vida. Quando um dogma é substituído pela fé em uma fonte de amor, então ele significa o nascimento da paz e da compaixão.

À medida que conversávamos, Sam descrevia com que rapidez suas emoções se modificavam. Em um momento, sentia-se perdido na confusão emocional do medo; em outro, estava perante a ideia da imortalidade, tomado por um profundo sentimento de que Deus é a consciência viva do amor e de que mesmo a Aids é parte de um plano, uma oportunidade de transcender os limites e construir pontes de volta para Deus. Lembro-me de me identificar realmente com o que ele dizia. Em um momento, tudo fazia sentido, parecia um estado de graça; em outro, eu me perguntava se isso não era uma espécie de ilusão.

As fascinantes teorias de Ilya Prigogine, físico belga ganhador do Prêmio Nobel em 1977, tornaram-se significativas para nós. Recordo que, de acordo com a física do ensino médio, a ordem necessariamente se degenera em caos de acordo com a segunda lei da termodinâmica. Lembro-me, também do ensino médio, que sistemas vivos desafiam essa lei já que sistemas mais complexos estão sempre surgindo. Prigogine demonstrou que o estímulo para criar ordem a partir do estado de desordem é o oposto do que se poderia imaginar. É justamente a interferência dentro do sistema que estimula a criação de novas estruturas no nível atômico e novos significados no nível pessoal.

A teoria de Prigogine das "estruturas dissipáveis" diz que pequenas perturbações em um sistema podem diluir-se, sendo englobadas pelo *status quo*, de forma tal que não haja real mudança. Porém, se a interferência for suficientemente grande e a perturbação, suficientemente forte, o sistema não pode absorver o choque. Nesse momento cria-se uma abertura para que todo o sistema sofra uma transformação maior, uma evolução que Prigogine chama de "fuga para uma nova ordem". A Aids é, certamente, uma enorme interferência, pela qual Sam e eu passamos juntos.

Depois que Sam foi para casa, mantivemos contato por telefone e nos encontramos ocasionalmente em restaurantes ou em sua casa. Vimos um ao outro mais intensamente durante as internações dele durante o ano. Certa vez ele desenvolveu severa infecção por herpes. Depois teve uma segunda pneumonia, que ocasionou grande preocupação, visto que muitos pacientes aidéticos não possuem resistência para lutar com essa doença uma segunda vez. Na última ocasião, Sam combatia uma infecção intestinal. Tinha também uma série de outros problemas médicos, alguns dos quais efeitos colaterais do medicamento administrado para substituir sua imunidade. Sam estava sempre pronto para lutar pela vida, que ele amava mais do que tudo. Ele experimentava tratamentos independente do risco de insucesso, pois achava que mesmo que não o ajudassem algo de valioso poderia ser aprendido para o benefício de outros.

Sam ficara mais fraco progressivamente, e uma infecção intestinal crônica resultou em uma perda de peso mais drástica. Foi hospitalizado pela última vez no início da primavera, pouco mais de um ano após nosso primeiro encontro. A energia de Sam estava baixa e muitas vezes ele ficava confuso. Ele também sentia medo.

No final da tarde de uma quinta-feira, quando eu saía do hospital, parei para vê-lo. Ele parecia uma criança, aconchegado na cama e agarrando os cobertores a seu redor. Começou a chorar quando me viu, me contando como tudo era tão difícil, especialmente durante as longas noites. Mesmo com o apoio de um amigo querido que ficava com ele, seu medo era intenso. Ele apontava para o peito, falando sobre uma terrível constrição no tórax.

– É como se todo o medo que guardei a vida inteira tentasse sair ao mesmo tempo. Meu medo de intimidade, de não ser suficientemente bom, de tudo. Quero me desligar disso. Espero poder me desligar. – Ele me olhava com muita ansiedade, e eu não sabia o que dizer, no começo.

Então lembrei-me de um iantra, um foco visual para a meditação que usei por muitos anos. Era um quadrado dentro do qual havia um círculo. Dentro do círculo havia um triângulo e, dentro deste, uma cruz. Variações deste símbolo são usadas por muitos grupos, inclusive pelos Alcoólicos Anônimos. É inspirado em um desenho feito por Leonardo da Vinci: um homem de pé em forma de cruz no centro, justaposto à forma de um homem com pernas e braços esticados em forma de triângulos. O homem se encontra dentro de um círculo que por sua vez está inserido em um quadrado. Esse iantra é um arquétipo, o símbolo universal de nosso lugar no universo. Sem explicações, desenhei-o para Sam e pedi para que ele o olhasse e se deixasse absorver por ele quando o medo aumentasse à noite.

Na manhã seguinte, ele parecia muito mais calmo. Falou que sua família se reuniria para vê-lo, pois sabia que o fim estava próximo. Pediu que me juntasse a eles. Naquela noite, estava muito irrequieta e comecei a rondar a casa. Vasculhei minhas gavetas para encontrar um velho medalhão com a forma do iantra. Finalmente, o encontrei, em uma caixa de joias antiga. Estava arranhado e corroído pelo tempo.

Sentei-me por longo tempo aquela noite segurando o medalhão e imaginando como as pessoas mantinham sua fé em um mundo tão cheio de sofrimento. Minha própria fé parecia ir e vir como a maré. Era forte quando eu era criança, ficou mais fraca na adolescência, apenas para se fortalecer mais do que nunca no início de minha vida adulta. Alguns anos depois, novamente se diluiu em um mar de dúvidas. Estivera diminuída antes de encontrar-me com Sam. Eu me sentia sozinha e não sentia qualquer conexão com o todo maior.

Tarde da noite fiz uma oração por Sam, por mim e por todos nós – sem saber para quem ou para o quê eu estava rezando, mas sentindo uma renovada conexão a uma realidade espiritual. Coloquei, então, o medalhão na carteira e fui dormir.

A manhã seguinte surgiu clara e fresca. Era uma dessas manhãs doces de início de primavera que nos fazem lembrar como o inverno foi longo. O ar estava com cheiro de terra, e os açafrões apareciam com suas pontas roxas através dos arbustos do outro lado da rua. A primavera era a estação favorita de Sam. Preparei o café da manhã para as crianças, despedi-me de Miroslav e fui para o hospital. Misericordiosamente, o trajeto foi curto, já que era o fim de semana e o trânsito fluía bem.

Ainda usava os pneus para neve, que faziam um zunido muito reconfortante. Enquanto dirigia para o hospital, fiquei absorta, pensando na história de Sam e relembrando como havíamos ajudado um ao outro a encontrar significado na vida durante o ano anterior. Agora esse capítulo de nossas vidas estava prestes a se encerrar. A essência da vida é a mudança – nós sabemos na teoria, mas é a morte que torna esse conhecimento real.

Esse foi um ano em que admiti meus próprios medos – o primeiro passo para curá-los. Apesar de todas as minhas realizações, no fundo, eu me sentia insegura. Tinha criado uma máscara tão convincente que, às vezes, perdia o contato com o que havia por trás. Os encontros com Sam haviam me ajudado a apreciar minha bondade inata. Eu não precisava ser inteligente, bastava estar presente e de coração aberto: isso era suficiente. Que maravilhosa bênção ele havia me concedido. Sam tinha sido uma ponte para mim, assim como eu fora uma ponte para ele. Apesar do medo, que ainda estava presente para ambos, havíamos encontrado a paz, individual e coletiva. E sabíamos que o que havia divido o mar de medo para revelar a paz em suas profundezas fora o amor. Que sorte termos nos encontrado apesar de isso ser tão improvável. Enquanto todos esses sentimentos e pensamentos estavam em minha mente, o velho cântico espiritual "Amazing Grace" (Graça arrebatadora) me veio à mente. Comecei a cantá-lo repetidamente até chegar ao hospital.

Os parentes de Sam aguardavam na sala de espera no fim do corredor, deixando-o descansar um pouco. Eles me falaram que Sam enfraquecia rapidamente, mas continuava consciente. Entramos juntos no quarto, e meu coração doeu ao vê-lo. Sam estava muito pálido. Parecia pequeno perto dos enormes equipamentos que monitoravam seu coração. Em um braço, recebia uma bolsa de sangue lentamente. No outro, uma grande variedade de substâncias era injetada em sua veia. Ao aproximar-me de sua cama, ele olhou para mim, e me inclinei para dar-lhe um abraço. Então lembrei-me do medalhão em minha carteira. Queria que ele ficasse junto a seu coração, mas tinha me esquecido de trazer uma corrente. Um de seus amigos encontrou um barbante e improvisamos um colar. Inclinei-me e suavemente coloquei-o em seu pescoço. Com os olhos fechados, Sam tocou o medalhão e o segurou por um momento. Então aconteceu algo extraordinário. Ele abriu os olhos, sorriu e pediu-me para cantar "Amazing Grace"!

Fiquei estarrecida. Foi apenas o choque que me permitiu superar o embaraço de cantar um canto espiritual em um quarto cheio de pessoas que eu não conhecia. À medida que cantava, cada palavra se imbuía de um enorme significado. Quando cheguei ao verso "Através dos muitos perigos, labores e armadilhas que passei, foi a Graça que me manteve seguro até este ponto, é a Graça que me conduzirá de volta a meu lar", senti uma paz interior como nunca antes. Nos momentos em que minha fé vacila, tenho apenas de lembrar-me desse instante. Quando terminei, o quarto estava em absoluto silêncio, e Sam pediu que o grupo meditasse um pouco junto conosco.

Quando a meditação acabou, Sam fez algo extraordinário. Chamou, uma por uma, as pessoas mais importantes em sua vida para se aproximarem de sua cama. Então, abriu seu coração e disse o quanto as amava; pediu perdão por qualquer dor que pudesse ter-lhes causado e igualmente as perdoou. Isso foi a Graça arrebatadora em ação.

Quando terminou, Sam deitou-se para descansar, e David, seu companheiro, pôs suas músicas favoritas para tocar. Sua família e seus amigos entravam e saíam do quarto, recordando, chorando e conversando com Sam e entre si durante toda a tarde. Fiquei surpresa quando a voz de Leontyne Price surgiu do aparelho de som, cantando "Amazing Grace". Eu não sabia que essa era uma das canções favoritas de Sam.

Ao anoitecer, era hora de voltar para casa. Beijei Sam pela última vez ao despedir-me. Não muito depois, ele morreu pacificamente nos braços do pai. O funeral foi marcado para a semana seguinte, quando eu estava em Nova Orleans a trabalho. Fiquei muito desapontada por não poder estar presente.

Mas eu não contava com os mistérios do tempo e do espaço, que criam pontes de amor, ligando nossos corações. Passeava por uma rua pouco iluminada do Quarteirão Francês, pensando em Sam. Virando à direita, deparei com um saxofonista na entrada de uma porta. Ele me seguiu com os olhos e, quando retribuí com o olhar, ele assentiu vagarosamente, levando o instrumento aos lábios, fechou os olhos e começou a tocar "Amazing Grace". Coincidência ou sincronia? E o que é uma sincronia se não uma manifestação espiritual da cura do corpo e da mente?

Nos mais de vinte anos que se passaram desde que Sam e eu acompanhamos um ao outro em nossas jornadas de corpo, mente e espírito, pensei nele inúmeras vezes. Ele foi parte da minha inspiração em deixar o hospital em 1988, para que pudesse falar sobre a dimensão espiritual da medicina livremente. Ele foi parte do meu esforço permanente para aprender mais sobre o sistema imunológico, a fisiologia da meditação e como nossa postura em relação à vida afeta nossa saúde.

Acima de tudo, Sam me ensinou que os princípios da resistência ao estresse – dos quais tratei no início deste livro – são verdadeiros. A vida é *contestação*. Tudo está sempre mudando, e essa é nossa única certeza. O único *controle* que temos é sobre nossa postura em relação à vida. Independente de quão positivo é seu pensamento, coisas ruins ainda acontecem às pessoas boas. Você pode nem sempre ter o que quer, mas a sabedoria verdadeira consiste em amar o que tem. Todos morrem, independente de nossas escolhas de vida. A taxa de mortalidade sempre foi a mesma: uma por pessoa. Não se trata de quando você morre, mas de como você vive. Esse é o único controle real que você terá.

Finalmente, Sam me ensinou sobre *comprometimento* – sobre me comprometer com a vida de um jeito tão profundo, real e belo, que jamais fui a mesma. A vida tem significado? Creio que sim – apenas olhe ao seu redor, para o magnífico potencial do qual fazemos parte. Temos um propósito pessoal, eu e você? Acredito que sim. Pode não ser salvar o mundo, talvez seja apenas ser olhos, ouvidos, coração e alma de uma realidade tão vasta e amorosa que precisa de nós como seus órgãos de percepção e apreciação. Esteja aqui agora. Ame o que você tem. Celebre a vida. Isto é cuidar do corpo e curar a mente. E isso é o Espírito em ação.

Epílogo
Doze breves lembretes

1. *Você não pode sempre controlar as circunstâncias externas em sua vida, mas pode controlar suas reações a elas.*
   Em situações difíceis, lembre-se de suas opções:
   a) Reformule a situação como um desafio em vez de uma ameaça. Lembre que a única constante na vida é a mudança. Dessa forma você reconhece e nutre sua força interior, mesmo enfrentando dúvida e incerteza. É na adversidade que se forja o espírito.
   b) Sua respiração está sempre com você, servindo de base para a autoconsciência e para a lembrança de suas escolhas. Em situações estressantes, é fácil esquecer que, mesmo que as circunstâncias mudem, existe um lugar imutável e tranquilo dentro de você – o *Self* interior, ou Testemunha, sua verdadeira natureza –, que permanece capaz de observar as constantes mudanças da mente sem identificar-se completamente com elas. *Você tem pensamentos, mas você não é seus pensamentos.*
   c) Inspire e deixe o ar sair. A próxima respiração vem automaticamente, e o diafragma se recompõe. Foque em respiração abdominal, talvez com o auxílio de uma imagem. A barriga se expande como um balão na inspiração e se esvazia na expiração; um pássaro abre suas asas na inspiração e as fecha na expiração. Sinta o movimento da respiração em sua barriga enquanto faz uma contagem regressiva de dez a um ou de cinco a um, ou lembre-

se do *Ham Sah* ("Eu sou o *Self* que observa"). A prática de tais pequenas respostas de relaxamento durante o dia ajudará a reforçar a sensação de controle e de escolha.

2. *A boa saúde é produto tanto de fatores físicos como mentais.* Os objetivos a serem trabalhados incluem:
   a) Faça exercícios por pelo menos vinte minutos, três vezes por semana. Dependendo de sua condição física, você pode fazer ginástica aeróbica ou exercícios de alongamento. Os exercícios de yoga podem ser feitos todos de uma só vez, ou aos poucos, algumas vezes ao longo do dia.
   b) Coma com consciência. Permita que suas necessidades corporais regulem sua alimentação, em vez de tornar-se escravo de seu estado de espírito momentâneo. Para a maioria das pessoas, a não ser que o médico tenha prescrito uma dieta especial, vale a seguinte orientação:
      • Pouca ou nenhuma cafeína.
      • Pouco açúcar. O açúcar ativa a liberação de insulina e aumenta o apetite, resultando em mais "ingestões inconscientes" (consumo de alimentos que não é regulado pelas verdadeiras necessidades do organismo).
      • Pouca gordura. A gordura produz um excesso de calorias e aumenta o risco de doenças cardíacas e de muitas formas de câncer. Reduza o consumo de carnes gordurosas, massas, queijos e derivados do leite que sejam gordurosos.
      • Muita fibra. Coma muitas porções de fruta fresca, vegetais e grãos integrais, que aumentam o movimento de resíduos através do tubo digestivo, diminuem o nível de colesterol e criam uma sensação de saciedade, resultando em redução do apetite e perda de peso. Os grãos, frutas e vegetais são também fontes de vitaminas, inclusive as importantes vitaminas antioxidantes, A, E, C, que ajudam o corpo a neutralizar muitos produtos químicos cancerígenos.

c) Medite diariamente. A prática traz benefícios fisiológicos e psicológicos. É importante manter continuidade em qualquer tipo de prática, se não ela gradualmente desaparece. Se não puder reservar dez ou vinte minutos para meditar, faça-o por cinco minutos. Geralmente os cinco minutos se estendem para dez e lhe ajudam a progredir no contínuo aprofundamento de sua paz interior. A prática regular é a chave para as pequenas respostas de relaxamento serem desencadeadas. Como são respostas condicionadas, quanto mais forte for a associação entre respiração e concentração, formada através de prática prolongada, mais eficientes se tornarão as meditações curtas e a respiração.

3. *Imagine-se como alguém saudável.*
Lembro-me do antigo campeão olímpico de esqui, Jimmy Huega, cuja promissora carreira foi prematuramente interrompida pela esclerose múltipla (EM). Depois de uma profunda depressão, ele descobriu que tinha uma escolha. Podia ser uma pessoa saudável com EM, ou uma pessoa pouco saudável com EM. Começou um programa de exercícios físicos, uma boa alimentação e meditação. A visão de si próprio – quando o conheci, como diretora da Clínica Corpo-Mente – era a de uma pessoa com excelente saúde que também sofria de EM. Qual é a visão que você tem de si mesmo? A sua paz interior é totalmente dependente de sua condição física?

4. *As situações mudam. A mudança é o único fator constante na vida.*
Se você tem um comprometimento com a procura do significado da vida, a mudança é vista com curiosidade e abertura, em vez de causadora de medo e dúvida. Se você se sente resistente à mudança, tente deixar as coisas fluírem

e observe por um momento. O caminho surge mais claramente quando você não insiste em procurá-lo. Lembra-se da sabedoria do "não sei"? Permitir-se não saber o que vai acontecer possibilita que sua mente se abra para novas possibilidades. Tentar controlar o mundo, insistindo que você sabe tudo, é uma poderosa receita para o sofrimento e um limite para a experiência do novo, que é a definição da vida.

5. *Suas crenças são incrivelmente poderosas.*
Considere a seguinte experiência: foi pedido a mulheres com enjoo matinal que ingerissem balões intragástricos para medir objetivamente suas contrações estomacais e as náuseas a elas associadas. Depois lhes foi dito que iriam receber uma poderosa medicação contra a náusea. Em vez disso, receberam xarope de ipeca, uma substância potente usada pra induzir vômitos em casos de envenenamento. A maioria das mulheres relatou redução das náuseas e das contrações estomacais. O poder da crença foi mais forte que o da droga! Preste atenção ao que sua mente lhe diz ao longo do dia e durante suas meditações. Esteja atento aos tipos de crença que você tem e o quão fortemente elas influenciam sua percepção do mundo e da sua saúde. Fique consciente de si mesmo e acredite em um universo benéfico.

6. *A única saída para o estresse, o medo e a dúvida é confrontá-los diretamente e vê-los como realmente são.*
Tentativas de fugir do estresse só tem efeito temporário e aparente. Na realidade, a fuga fortifica o medo original e aumenta a sensação de desamparo e a inabilidade de lidar com as situações. Tentativas de evitar o estresse através de drogas, álcool ou negação diminuem a autoestima. A repressão é um campo minado para o corpo e para a mente. Perder consciência do que quer que seja o torna cego e sem controle, resultando em explosões mentais e físicas que

parecem sem fundamento, já que optou por não enfrentá-los. Enfrentar os medos, mesmo sendo difícil, leva a uma transformação de atitudes, aumentando a autoestima, o controle e a força interna. Às vezes, necessita-se de ajuda de outras pessoas para enfrentar esses "fantasmas no porão". Não tenha medo de pedir ajuda.

7. *As emoções se dividem em duas grandes categorias: medo e amor.*
Talvez você se lembre do exercício em que a raiva, o medo e o ressentimento foram vivenciados em contraste com a experiência de algo bem-feito, de amar e ser amado e de estar de bom humor. A categoria medo estava associada à tensão muscular, à taquicardia e à tensão emocional. A categoria amor se ligava a uma sensação de abertura, soltura e relaxamento. Lembre-se de prestar atenção ao estado em que seu corpo se encontra e em seguida observe seu estado de espírito. Aprender a relaxar e se soltar é fundamental para reduzir o estresse e alcançar a paz de espírito.

8. *Você prefere estar certo a ter paz?*
Pense em quanta energia é gasta em seu dia a dia na defesa de várias posições que o fazem sentir-se "certo", digno e bom. Quando você se dá conta de seu valor, a necessidade de se defender diminui e seu corpo relaxa naturalmente.

9. *Aceite-se como você é.*
(Pernas grossas, nariz grande, erros, contas a pagar, preocupações com a saúde, dores nas costas ou outras tantas limitações físicas.) Isso significa mais do que uma constatação ressentida de que nunca mais será como foi uma vez ou como gostaria de ser. Aceitação significa respeito e apreciação de si mesmo como você é no momento. Na medida em que pode valorizar o *Self* interior que, em contraste com

seu corpo e suas capacidades mentais, nunca muda, você se torna livre. Isso permite que pare de se julgar de forma negativa, aumentando o ciclo de ansiedade e tensão.

10. *Pratique o perdão.*
Veja as pessoas como são, em vez de como gostaria que fossem. Aceite-as como são, em vez de julgá-las pelo que não são. Quanto mais você aceitar a si mesmo, mais poderá aceitar os outros. A essência de todo ser humano é a mesma – consciência incondicional –, o *Self*. Veja o *Self* nos outros. Se você for religioso ou espiritual, pode pensar em termos de ver o divino nos outros. Este é o significado do cumprimento em sânscrito *Namaste*.

11. *Fique aberto aos ensinamentos da vida.*
Existe um antigo aforismo que afirma que quando o estudante está pronto, o mestre surge. O mestre pode não aparecer em uma forma facilmente reconhecível. Às vezes, as pessoas mais incômodas e difíceis são os melhores mestres de paciência, perdão e assertividade, ou o que mais você precisar aprender. Lembra-se da história do tirano mesquinho?

12. *Seja paciente. Paciência significa estar plenamente consciente.*
A paciência é a atenção consciente para a vida, é o abrir mão das expectativas que levam a mente para o passado ou para o futuro, para que você possa permanecer no presente sem julgamentos ou culpas. Quando perceber que está impaciente, respire e relaxe, voltando para a posição de observador, da Testemunha que observa sem se deixar levar por condicionamentos passados. *Pratique a tomada de consciência do momento presente*. A cada dia, lembre-se de fazer uma atividade com toda a atenção. Isso treina sua capacidade de estar consciente em todas as situações.

As atitudes e práticas mencionadas podem ou não estar próximas de seu estado atual, no entanto elas podem ser utilizadas por qualquer pessoa que esteja realmente motivada a se libertar de condicionamentos do passado. Esses objetivos não são alcançados com a leitura de um ou vários livros. Eles são o resultado de um gradativo processo de abertura, um suave despertar, em vez de uma impetuosa investida contra uma fortaleza. Como qualquer bem de valor, a autoconsciência cresce melhor quando alimentada com respeito e atenção. É próprio da natureza humana deixar a mente vaguear e se esquecer, por vezes, do que foi aprendido. Porém, como todos esses ensinamentos estão armazenados na mente, e como novos aprendizados surgem do *Self,* eles nunca são totalmente esquecidos. Mudanças de atitude e compreensão podem surgir a qualquer momento, de maneiras que nos surpreendem e nos deixam maravilhados. Fique seguro de que os esforços que já fez continuarão a enriquecê-lo. Persiga seu objetivo de corpo e alma e não seja rígido consigo mesmo durante o processo. O objetivo – estar aqui agora – está mais próximo do que você pensa.

Leitura complementar

Corpo-mente e estresse

Amen, Daniel G. *Transforme seu cérebro, transforme sua vida*. São Paulo: Mercuryo, 1999.

Begley, Sharon. *Treine a mente, mude o cérebro*. Rio de Janeiro: Fontanar, 2008.

Borysenko, Joan. *Paz interior para pessoas muito ocupadas*. Rio de Janeiro: Nova Era.

——. *Paz Interior para mulheres muito ocupadas*. Rio de Janeiro: Nova Era.

Borysenko, Joan; Dveirin, Gordon. *Saying Yes to Change: Essential Wisdom for Your Journey*. Carlsbad, Calif.: Hay House, 2005.

Casarjian, Robin. *Forgiveness: A Bold Choice for a Peaceful Heart*. Nova York: Bantam, 1992.

Domar, Alice. *Healing Mind, Healthy Woman: Using the Mind-Body Connection to Manage Stress and Take Control of Your Life*. Nova York: Delta, 1997.

Frankl, Viktor. *Em busca de sentido*. Petrópolis, Editora Vozes, 2011.

Goleman, Daniel. *Como lidar com emoções destrutivas*. Rio de Janeiro: Campus, 2003.

——. *Inteligência emocional*. Rio de Janeiro: Objetiva, 1996.

Kabat-Zinn, Jon, *Full Catastrophe Living: How to Cope with Stress, Pain, and Illness Using Mindfulness Meditation*. Nova York: Piatkus Books, 1990.

——. *Wherever You Go, There You Are: Mindfulness Meditation in Everyday Life*. Nova York: Hyperion, 2005.

LaRoche, Loretta. *Life Is Short, Wear Your Party Pants*. Carlsbad, Calif.: Hay House, 2003.

Luskin, Fred. *Forgive for Good*. São Francisco: Harper San Francisco, 2003.

Northrup, Christiane. *Women's Bodies, Women's Wisdom: Creating Physical and Emotional Health and Healing*. Nova York: Bantam, 2006.

Sapolsky, Robert M. *Why Zebras Don't Get Ulcers*. Nova York: Owl Books, 2004.

Seligman, Martin E. P. *Learned Optimism: How to Change Your Mind and Your Life*. Nova York: Vintage, 2006.

Sternberg, Esther M. *The Balance Within: The Science Connecting Health and Emotions*. Nova York: W. H. Freeman, 2001.

Taylor, Shelley. *The Tending Instinct: Women, Men, and the Biology of Relationships*. Nova York: Owl Books, 2003.

Meditação, Yoga, Espiritualidade

Benson, Herbert; Klipper, Miriam Z. *The Relaxation Response*. Nova York: Harper, 2000.

Borysenko, Joan. *Fire in the Soul: A New Psychology of Spiritual Optimism*. Nova York: Warner Books, 1994.

——. *Pocketful of Miracles: Prayers, Meditations, and Affirmations to Nurture Your Spirit Every Day of the Year*. Nova York: Warner Books, 1994.

Chôdrôn, Pema. *Comfortable with Uncertainty: 108 Teachings on Cultivating Fearlessness and Compassion*. Boston: Shambala, 2003.

Hanh, Thich N. *Para viver em paz – O milagre da mente aberta*. Petrópolis, Editora Vozes, 2002.

——. *The Miracle of Mindfulness*. Boston: Beacon Press, 1999.

Iyengar, B. K. S. *A luz da ioga*. São Paulo, Editora Cultrix, 2010.

Kaplan, Aryeh. *Jewish Meditation: A Practical Guide*. Nova York: Schocken, 1995.

Keating, Thomas. *Open Mind, Open Heart*. Nova York: Continuum International, 2006.

Khalsa, Dharma Singh; Stauth, Cameron. *Meditation as Medicine*. Nova York: Atria, 2002.

McCall, Timothy. *Yoga as Medicine*. Nova York: Bantam Books, 2007.

Rinpoche, Sogyal. *The Tibetan Book of Living and Dying*. São Francisco: Rider, 2002.

Satchitananda, Swami. *Integral Yoga Hatha*. Nova York: Holt, Rinehart & Winston, 1975.

Sivananda Yoga Center; Vishnudevananda, Swami. *The Sivananda Companion to Yoga*. Nova York: Fireside, 2000.

Stiles, Mukunda. *Structural Yoga Therapy*: Adapting to the Individual. York Beach, Maine: Weiser Books, 2001.

Vishnudevananda, Swami. *The Complete Illustrated Book of Yoga*. Nova York: Three Rivers Press, 1995.

CDs de Meditação

Borysenko, Joan. *Meditations for Relaxation and Stress Reduction*. Carlsbad, Calif.: Hay House, 2005.

——. *The Beginner's Guide to Meditation*. Carlsbad, Calif.: Hay House, 2007.

Para outros programas de meditação, visite o site oficial da autora: www.joanborysenko.com

Borysenko, Joan. www.joanborysenko.com. Visite para ter acesso a artigos, vídeos, palestras, descrições de CDs de meditação guiada, calendários de palestras e uma newsletter gratuita. Dez por cento dos lucros obtidos com a venda de livros e CDs são doados aos programas da Lion Heart Foundation.

The Hoffman Quadrinity Process. www.hoffmaninstitute.org. Um excelente programa de oito dias oferece aos participantes a possibilidade de desenvolverem a inteligência emocional, melhorarem a saúde e libertarem-se dos padrões mentais negativos. Ele é oferecido em diversos lugares dos Estados Unidos. O instituto Hoffmann funciona desde 1967 e já graduou mais de cinquenta mil pessoas ao redor do mundo. Estudos indicam que os benefícios do programa – como a diminuição da ansiedade e da depressão e o aumento da capacidade de perdoar – são duradouros.

LaRoche, Loretta. www.lorettalaroche.com. Felicidade, saúde e humor baseados na psicologia positiva.

Weil, Andrew. www.DrWeil.com. Tudo o que você precisa saber sobre estilos de vida saudável e medicina integrada.

Autoavaliação

Quando eu dirigia a Clínica Corpo-Mente, nós pedíamos aos pacientes uma carta de encaminhamento de seus médicos para que pudéssemos ter certeza de que, dentro do possível, seus sintomas físicos tivessem sido devidamente avaliados e tratados. Se o paciente não possuísse um médico, o encaminhávamos para um clínico do hospital para fazer um exame antes de entrar no programa. *Da mesma forma, é importante que você tenha certeza de que qualquer sintoma de ordem física que esteja sentindo seja apropriadamente avaliado antes de tentar o enfoque da autoajuda.* Assim você terá certeza de que nenhum tratamento médico que poderia lhe ajudar foi negligenciado.

Pesquisadores consideram a autoavaliação uma importante ferramenta para o autoconhecimento. Sem você saber quem realmente é, torna-se difícil definir que caminho deve seguir. Por esse motivo, a autoavaliação contínua é um ponto-chave para cuidar do corpo e curar a mente. Quando você preencher os questionários, provavelmente aprenderá muito sobre si mesmo. Se achar que necessita de ajuda, baseado no conhecimento de si mesmo resultante desses questionários, procure assistência profissional. Certamente, nenhum livro ou questionário pode determinar seus sintomas ou prover-lhe um tratamento. O máximo que podem fazer é servir como um guia superficial.

Os objetivos da autoavaliação são:

- Aumentar o conhecimento de seu estado físico e dos pensamentos, emoções e comportamentos que interagem com ele.
- Permitir que você possa se autoavaliar agora, antes de começar a aprender e aplicar as técnicas e as atitudes apresentadas neste livro, e *após* familiarizar-se com o uso delas. Por essa razão, os formulários de autoavaliação foram impressos duas vezes, uma para a pré-avaliação e outra para a pós-avaliação.

O primeiro questionário é sobre sintomas físicos que você possa sentir, sua frequência, intensidade e em que grau afetam sua vida. Muitas vezes um sintoma físico pode não desaparecer, mas pode tornar-se menos frequente ou incômodo.

O segundo questionário contém perguntas sobre pensamentos, emoções e comportamentos que podem perturbar as pessoas. O resultado mostrará como você se sente no momento, mas só você saberá se esses sentimentos são comuns em você ou se resultam da reação a um evento estressante e passageiro que possa estar enfrentando. É melhor preencher o questionário em um momento que sinta ser "típico" de sua vida para que possa lhe ser útil. Espere um pouco se estiver passando por um período de estresse fora do comum.

PRÉ-AVALIAÇÃO
LISTA DE SINTOMAS MÉDICOS

Leia cuidadosamente as instruções que se seguem.

O que vem a seguir é uma lista de sintomas médicos que as pessoas podem ter. Assinale:

A) A frequência do sintoma. Escolha um número na escala de 0 a 7.
B) O grau de desconforto causado por cada sintoma. Escolha um número na escala de 0 a 10.
C) Grau de interferência de cada sintoma, isto é, o quanto interfere em suas atividades diárias. Escolha um número na escala de 0 a 10.

Para cada sintoma, certifique-se de que respondeu às três perguntas.

	(A) FREQUÊNCIA							(B) GRAU DE DESCONFORTO 0 = Nenhum a 10 = Extremo	(C) GRAU DE INTERFERÊNCIA 0 = Nenhuma a 10 = Extrema
	Nunca ou quase nunca	Menos de uma vez por mês	Uma a duas vezes por mês	Cerca de uma vez por semana	Duas a três vezes por semana	Quatro a seis vezes por semana	Uma vez por dia	Mais de uma vez por dia		
SINTOMAS										
1. Dor de cabeça	0	1	2	3	4	5	6	7		
2. Sintomas visuais (ex.: visão embaçada ou dupla)	0	1	2	3	4	5	6	7		
3. Tonteira ou sensação de desmaio	0	1	2	3	4	5	6	7		

(cont.)

4. Redução da sensibilidade	0	1	2	3	4	5	6	7	
5. Zumbido nos ouvidos	0	1	2	3	4	5	6	7	
6. Náusea	0	1	2	3	4	5	6	7	
7. Vômito	0	1	2	3	4	5	6	7	
8. Prisão de ventre	0	1	2	3	4	5	6	7	
9. Diarreia	0	1	2	3	4	5	6	7	
10. Desconforto ao urinar (ex.: pressão, queimação)	0	1	2	3	4	5	6	7	
11. Desconforto abdominal ou estomacal (ex.: pressão, queimação, cólica) não relacionado à menstruação	0	1	2	3	4	5	6	7	
12. Dor muscular	0	1	2	3	4	5	6	7	
13. Dor nas articulações	0	1	2	3	4	5	6	7	
14. Dor nas costas	0	1	2	3	4	5	6	7	
15. Desconforto nos membros (ex.: queimação, dores)	0	1	2	3	4	5	6	7	
16. Dores no peito (ex.: queimação, pressão, aperto)	0	1	2	3	4	5	6	7	
17. Palpitações	0	1	2	3	4	5	6	7	

(cont.)

18. Suor excessivo	0	1	2	3	4	5	6	7
19. Falta de ar	0	1	2	3	4	5	6	7
20. Tosse	0	1	2	3	4	5	6	7
21. Ruído respiratório	0	1	2	3	4	5	6	7
22. Problemas de pele (ex.: erupção, coceira)	0	1	2	3	4	5	6	7
23. Ranger de dentes	0	1	2	3	4	5	6	7
24. Dificuldade para dormir	0	1	2	3	4	5	6	7
25. Fadiga	0	1	2	3	4	5	6	7
26. Outros sintomas	0	1	2	3	4	5	6	7

APENAS PARA AS MULHERES	(A) FREQUÊNCIA							(B) GRAU DE DESCONFORTO 0 = Nenhum a 10 = Extremo	(C) GRAU DE INTERFERÊNCIA 0 = Nenhuma a 10 = Extrema
	Nunca ou quase nunca	Menos de uma vez por mês	Uma a duas vezes por mês	Cerca de uma vez por semana	Duas a três vezes por semana	Quatro a seis vezes por semana	Uma vez por dia	Mais de uma vez por dia		
1. Infecção ou irritação vaginal	0	1	2	3	4	5	6	7		
2. Irregularidades menstruais	0	1	2	3	4	5	6	7		
3. Dores menstruais	0	1	2	3	4	5	6	7		
4. Tensão pré-menstrual	0	1	2	3	4	5	6	7		
5. Dores pré-menstruais	0	1	2	3	4	5	6	7		

Copyright © Jane Leserman, Ph.D., e Claudia Dorrington, 1986.

PRÉ-AVALIAÇÃO
LISTA DE SINTOMAS PSICOLÓGICOS

Marque um número de 0 (nunca) a 4 (frequentemente) que represente o grau em que os seguintes pensamentos, sentimentos e comportamentos o incomodaram durante o mês que passou.

PENSAMENTOS	INCOMODARAM				
	Nunca	Raramente	Às vezes	Muitas vezes	Frequentemente
1. Ser pessimista	0	1	2	3	4
2. Autocondenar-se	0	1	2	3	4
3. Colocar a culpa nos outros	0	1	2	3	4
4. Dificuldade de concentração	0	1	2	3	4
5. Guardar ressentimentos	0	1	2	3	4
6. Remoer situações	0	1	2	3	4
7. Desejar "desligar a mente"	0	1	2	3	4
8. Criticar constantemente outras pessoas ou situações	0	1	2	3	4
9. Preocupar-se	0	1	2	3	4
10. Pensar que há algo errado com sua mente	0	1	2	3	4
11. Ter necessidade de estar sempre certo	0	1	2	3	4
12. Sentir-se fora do controle	0	1	2	3	4

EMOÇÕES					
1. Medo de lugares e circunstâncias específicas	0	1	2	3	4
2. Sentir-se vítima	0	1	2	3	4
3. Ansiedade	0	1	2	3	4
4. Tristeza	0	1	2	3	4
5. Solidão	0	1	2	3	4
6. Irritação	0	1	2	3	4
7. Vontade de atirar objetos ou bater nas pessoas	0	1	2	3	4
8. Culpa	0	1	2	3	4
9. Sentir-se pouco amistoso	0	1	2	3	4
10. Tensão	0	1	2	3	4
11. Sem esperança em relação ao futuro	0	1	2	3	4
12. Desejo de se esconder debaixo das cobertas	0	1	2	3	4

13. Achar que os outros não gostam de mim	0	1	2	3	4
14. Aborrecer-se demais com críticas	0	1	2	3	4

	INCOMODARAM				
COMPORTAMENTOS	Nunca	Raramente	Às vezes	Muitas vezes	Frequentemente
1. Comer unhas e cutículas	0	1	2	3	4
2. Fumar ou usar o fumo em outras formas	0	1	2	3	4
3. Ingerir tranquilizantes ou outras drogas para alterar a disposição	0	1	2	3	4
4. Tomar bebidas alcoólicas	0	1	2	3	4
5. Mascar chicletes ou chupar balas	0	1	2	3	4
6. Falar muito	0	1	2	3	4
7. Chorar muito	0	1	2	3	4
8. Problemas com o sono (dormir muito ou pouco)	0	1	2	3	4
9. Problemas de alimentação (comer muito ou pouco)	0	1	2	3	4
10. Dificuldade de comunicação	0	1	2	3	4
11. Evitar responsabilidades	0	1	2	3	4
12. Tomar muito café	0	1	2	3	4

Avaliação dos resultados

Lista de sintomas médicos

Há uma grande diferença entre ter um sintoma que interfere na sua vida e um sintoma com o qual você pode conviver bem. Ao rever os sintomas que mais o incomodam, preste muita atenção àqueles que interferem em sua vida. Quando fizer o teste novamente, mais tarde, compare cada sintoma que você relatou em todas as dimensões: frequência, grau de desconforto e grau de interferência em sua vida. *Quando tiver dúvida, consulte um médico.*

Lista dos sintomas psicológicos

Todos nós experimentamos alguns desses sintomas, em diferentes graus, por algum tempo. Porém, se você notar que várias de suas respostas se encontram na coluna de *muitas vezes* ou *frequentemente* (3 ou 4), significa que está vivenciando uma situação angustiante e deve pensar em discutir seus sentimentos com um psicoterapeuta (psicólogo, psiquiatra ou assistente social especificamente treinado em aconselhamento psicológico). Programas de autoajuda não substituem a medicação ou a terapia individual quando indicadas, mas pode ser de grande ajuda nas duas situações.

Compare a intensidade de seus sintomas na primeira vez com a da segunda vez que você fizer o teste. Se sentir que seus sintomas o incomodavam bastante e que estava esperando por uma melhora que não se concretizou, torne a considerar a ideia de procurar ajuda profissional.

Tenho notado que vários de meus pacientes têm, no início, uma certa relutância em procurar psicoterapia. Eles têm a noção errônea de que apenas os "loucos" necessitam desse tipo de ajuda. A verdade é que quase todas as pessoas podem beneficiar-se com uma psicoterapia. É uma forma de aprender a livrar-se de condicionamentos passados. Os que decidem fazer psicoterapia têm, de certa forma, "mais sanidade" que o restante. Todos os psicólogos devem passar por uma psicoterapia para que não projetem os próprios preconceitos em seus pacientes. Sou testemunha do valor da minha própria terapia e espero que você também mantenha a mente aberta em relação a esse assunto.

PÓS-AVALIAÇÃO
LISTA DE SINTOMAS MÉDICOS

Leia cuidadosamente as instruções que se seguem.
O que vem a seguir é uma lista de sintomas médicos que as pessoas às vezes têm. Assinale:
A) A frequência do sintoma. Faça um círculo em torno de um número na escala de 0 a 7.
B) O grau de desconforto causado por cada sintoma. Escolha um número na escala de 0 a 10.
C) Grau de interferência de cada sintoma, isto é, o quanto ele interfere em suas atividades diárias. Selecione um número na escala de 0 a 10.

Para cada sintoma, certifique-se de que respondeu às três perguntas.

SINTOMAS	(A) FREQUÊNCIA							(B) GRAU DE DESCONFORTO 0 = Nenhum a 10 = Extremo	(C) GRAU DE INTERFERÊNCIA 0 = Nenhuma a 10 = Extrema
	Nunca ou quase nunca	Menos de uma vez por mês	Uma a duas vezes por mês	Cerca de uma vez por semana	Duas a três vezes por semana	Quatro a seis vezes por semana	Uma vez por dia	Mais de uma vez por dia		
1. Dor de cabeça	0	1	2	3	4	5	6	7		
2. Sintomas visuais (ex.: visão embaçada ou dupla)	0	1	2	3	4	5	6	7		
3. Tonteira ou sensação de desmaio	0	1	2	3	4	5	6	7		

(cont.)

4. Redução da sensibilidade	0	1	2	3	4	5	6	7	
5. Zumbido nos ouvidos	0	1	2	3	4	5	6	7	
6. Náusea	0	1	2	3	4	5	6	7	
7. Vômito	0	1	2	3	4	5	6	7	
8. Prisão de ventre	0	1	2	3	4	5	6	7	
9. Diarreia	0	1	2	3	4	5	6	7	
10. Desconforto ao urinar (ex.: pressão, queimação)	0	1	2	3	4	5	6	7	
11. Desconforto abdominal ou estomacal (ex.: pressão, queimação, cólica) não relacionado à menstruação	0	1	2	3	4	5	6	7	
12. Dor muscular	0	1	2	3	4	5	6	7	
13. Dor nas articulações	0	1	2	3	4	5	6	7	
14. Dor nas costas	0	1	2	3	4	5	6	7	
15. Desconforto nos membros (ex.: queimação, dores)	0	1	2	3	4	5	6	7	
16. Dores no peito (ex.: queimação, pressão, aperto)	0	1	2	3	4	5	6	7	

(cont.)

17. Palpitações	0	1	2	3	4	5	6	7	
18. Suor excessivo	0	1	2	3	4	5	6	7	
19. Falta de ar	0	1	2	3	4	5	6	7	
20. Tosse	0	1	2	3	4	5	6	7	
21. Sibilos	0	1	2	3	4	5	6	7	
22. Problemas de pele (ex.: erupção, coceira)	0	1	2	3	4	5	6	7	
23. Ranger de dentes	0	1	2	3	4	5	6	7	
24. Dificuldade para dormir	0	1	2	3	4	5	6	7	
25. Fadiga	0	1	2	3	4	5	6	7	
26. Outros sintomas	0	1	2	3	4	5	6	7	

APENAS PARA AS MULHERES	(A) FREQUÊNCIA							(B) GRAU DE DESCONFORTO 0 = Nenhum a 10 = Extremo	(C) GRAU DE INTERFERÊNCIA 0 = Nenhuma a 10 = Extrema
	Nunca ou quase nunca	Menos de uma vez por mês	Uma a duas vezes por mês	Cerca de uma vez por semana	Duas a três vezes por semana	Quatro a seis vezes por semana	Uma vez por dia	Mais de uma vez por dia		
1. Infecção ou irritação vaginal	0	1	2	3	4	5	6	7		
2. Irregularidades menstruais	0	1	2	3	4	5	6	7		
3. Dores menstruais	0	1	2	3	4	5	6	7		
4. Tensão pré-menstrual	0	1	2	3	4	5	6	7		
5. Dores pré-menstruais	0	1	2	3	4	5	6	7		

Copyright © Jane Leserman, Ph.D., e Claudia Dorrington, 1986.

PÓS-AVALIAÇÃO
LISTA DE SINTOMAS PSICOLÓGICOS

Marque um número de 0 (nunca) a 4 (frequentemente) que represente o grau em que os seguintes pensamentos, sentimentos e comportamentos o incomodaram durante o mês que passou.

	\multicolumn{5}{c}{INCOMODARAM}				
PENSAMENTOS	Nunca	Raramente	Às vezes	Muitas vezes	Frequentemente
1. Ser pessimista	0	1	2	3	4
2. Autocondenar-se	0	1	2	3	4
3. Colocar a culpa nos outros	0	1	2	3	4
4. Dificuldade de concentração	0	1	2	3	4
5. Guardar ressentimentos	0	1	2	3	4
6. Remoer situações	0	1	2	3	4
7. Desejar "desligar a mente"	0	1	2	3	4
8. Criticar constantemente outras pessoas ou situações	0	1	2	3	4
9. Preocupar-se	0	1	2	3	4
10. Pensar que há algo errado com sua mente	0	1	2	3	4
11. Ter necessidade de sempre estar certo	0	1	2	3	4
12. Sentir-se fora de controle	0	1	2	3	4
EMOÇÕES					
1. Medo de lugares e circunstâncias	0	1	2	3	4
2. Sentir-se como vítima	0	1	2	3	4
3. Ansiedade	0	1	2	3	4
4. Tristeza	0	1	2	3	4
5. Solidão	0	1	2	3	4
6. Irritação	0	1	2	3	4
7. Vontade de atirar objetos ou bater nas pessoas	0	1	2	3	4
8. Culpa	0	1	2	3	4
9. Sentir-se pouco amistoso	0	1	2	3	4
10. Tensão	0	1	2	3	4
11. Sem esperança em relação ao futuro	0	1	2	3	4
12. Desejo de se esconder debaixo das cobertas	0	1	2	3	4

13. Achar que os outros não gostam de mim	0	1	2	3	4
14. Aborrecer-se demais com críticas	0	1	2	3	4

	INCOMODARAM				
COMPORTAMENTOS	Nunca	Raramente	Às vezes	Muitas vezes	Frequentemente
1. Comer unhas e cutículas	0	1	2	3	4
2. Fumar ou usar o fumo em outras formas	0	1	2	3	4
3. Ingerir tranquilizantes ou outras drogas para alterar a disposição	0	1	2	3	4
4. Tomar bebidas alcoólicas	0	1	2	3	4
5. Mascar chicletes ou chupar balas	0	1	2	3	4
6. Falar muito	0	1	2	3	4
7. Chorar muito	0	1	2	3	4
8. Problemas com o sono (dormir muito ou pouco)	0	1	2	3	4
9. Problemas de alimentação (comer muito ou pouco)	0	1	2	3	4
10. Dificuldade de comunicação	0	1	2	3	4
11. Evitar responsabilidades	0	1	2	3	4
12. Tomar muito café	0	1	2	3	4

EDIÇÕES VIVA LIVROS

Alguns títulos publicados

1. *Seu horóscopo pessoal para 2012*, Joseph Polansky
2. *Ame-se e cure sua vida*, Louise L. Hay
3. *Seus pontos fracos*, Wayne W. Dyer
4. *Saúde perfeita*, Deepak Chopra
5. *Deus investe em você e Dê uma chance a Deus*, Hermógenes
6. *A chave mestra das riquezas*, Napoleon Hill
7. *Simpatias da Eufrázia*, Nenzinha Machado Salles
8. *Q.S: Inteligência Espiritual*, Danah Zohar e Ian Marshal
9. *O poder do subconsciente*, Joseph Murphy
10. *Faça sua vida valer a pena*, Emmet Fox

ATENDIMENTO AO LEITOR E VENDAS DIRETAS

Você pode adquirir os títulos da Viva Livros através do Marketing Direto do Grupo Editorial Record.

- Telefone: (21) 2585-2002
  (de segunda a sexta-feira, das 8h30 às 18h)
- E-mail: mdireto@record.com.br
- Fax: (21) 2585-2010

Entre em contato conosco caso tenha alguma dúvida, precise de informações ou queira se cadastrar para receber nossos informativos de lançamentos e promoções.

Nossos sites:
www.vivalivros.com.br
www.record.com.br

Este livro foi composto na tipologia Minion Pro Regular, em corpo 10,5/13, e impresso em papel off-set 56g/m² no Sistema Cameron da Divisão Gráfica da Distribuidora Record.